AI 영수50체질

AI 영수50체질

초판 1쇄 발행 2025년 2월 24일

저자 김기수
펴낸이 장길수
펴낸곳 지식과감성#
출판등록 제2012-000081호

교정 김나현
디자인 오정은
편집 오정은
검수 이주희, 이현
마케팅 김윤길

주소 서울시 금천구 벚꽃로298 대륭포스트타워6차 1212호
전화 070-4651-3730~4
팩스 070-4325-7006
이메일 ksbookup@naver.com
홈페이지 www.knsbookup.com

ISBN 979-11-392-2442-9(03510)
값 18,000원

- 이 책의 판권은 지은이에게 있습니다.
- 이 책 내용의 전부 또는 일부를 재사용하려면 반드시 지은이의 서면 동의를 받아야 합니다.
- 잘못된 책은 구입하신 곳에서 바꾸어 드립니다.

지식과감성#
홈페이지 바로가기

특허: 체질 개선을 위한 오색분류 시스템

AI 영수50체질

저자 김기수

1:1 개인 맞춤형 음식의 치유 비밀 찾다

만성질환. 치유와 회복의 스위치를 켰다
자기의 에너지와 활력을 보존하는 비법!

합리적인 체질 분석과 현재 질병에 대한 구체적인 1:1 개인 맞춤형 회복 음식 추천으로 현재의 질병이 완전한 회복(치유)이 될 수 있습니다.

남미, 브라질 등 외국과 한국에서의 수만 건에 달하는 임상자료 및 국내 특허 등록

본인의 체질을 알게 되면 질병이 왜 왔는지 알 수 있어야 합니다. 대부분의 질병은 체질에 맞지 않은 음식을 섭취해서 발병한 자가면역질환으로 음식에서 질환이 왔습니다.

이제 내 체질에 부합되는 오색 음식을 선택하여 섭취하면 질병에서 완전히 회복될 수 있습니다.

— AI 영수50체질 —

藥食同源

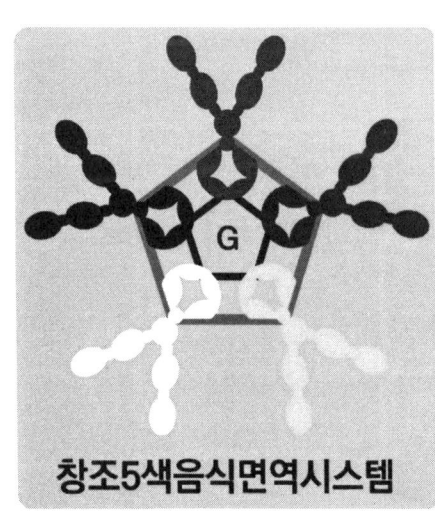

醫食同源

들어가는 글

오랜 시간 동안 체질과 질병, 그리고 음식의 상관관계에 대해 깊이 탐구하는 여정을 걸어왔고 노력하는 분이 있습니다.

영수50체질의 선각자인 박영수 선생님은 인체의 신비와 자연의 섭리에 대한 끊임없는 탐구 끝에, 출생일이 아닌 잉태 시기에 각기 다른 체질을 가지고 태어나며, 그에 맞는 음식물을 섭취함으로써 건강을 유지하고 질병을 치유할 수 있다는 중요한 사실을 깨닫게 되었습니다.

저는 그 진리를 배우고 익히면서 쉽지 않은 책을 집필하기까지 이 여정에서 특히 박영수 선생님의 가르침은 나침반과 같은 역할을 하였습니다. 선생님의 깊이 있는 지식과 정말 헌신적인 가르침 덕분에 저는 체질의학의 심오한 세계를 이해하고, 이를 바탕으로 이 책을 집필하게 되었습니다. 이 자리를 빌려 다시금 "세계 창조 5색 음식 면역시스템 연구회", "AI 영수50체질 협회" 박영수 총재께 진심으로 감사의 말씀을 전합니다.

우리가 먹는 음식들은 단순한 영양 공급의 수단을 넘어서 특히, 각자의 체질에 맞는 음식을 섭취하는 것은 건강을 유지하고 또한 질병의 회복에 매우 효과적입니다. 이 책에서는 10개의 장기 그리고 5색 음식을 중심으로 체질과 음식의 조화로운 관계를 탐구하고, 이를 통해 우리 몸이 어떻게 해야 빠르게 건강이 회복될 수 있는지에 대한 지혜를 담았습니다.

부디 이 책을 통해 많은 사람들이 자신의 체질을 좀 더 정확히 이해하고, 체질에 맞는 음식을 통해 질병으로부터 건강이 회복되는 놀라운 경험을 하기를 간절히 소망합니다.

이 책이 독자 여러분의 건강한 삶에 작은 보탬이 되기를 바라며, 이만 글을 맺습니다.

2025년 1월 저자 김기수

감수의 글

본인은 체질과 5색 음식의 면역시스템 및 상관관계를 오랫동안 연구하며 수많은 사람들의 건강 회복에 기여해 온 전문가로서, "체질 개선을 위한 오색분류 시스템"으로 특허 등록한 저자의 《AI 영수50체질》은 단연코 돋보이는 수작이라 평하고 싶습니다.

젊은이는 물론 특히, 40대에서 70대에 이르는 중장년층을 대상으로 체질별 질병 예방과 회복 그리고 건강 증진에 실질적인 도움을 줄 수 있는 실용적인 지침서라는 점에서 그 가치가 더욱 빛이 날 거라고 생각합니다.

이 저서는 기존의 뭔가 부족한 체질 분류 체계에서 한 걸음 더 나아가, 더욱 세분화되고 발전된 체질 개선 오색 분류시스템 영수50체질이라는 독창적인 이론을 제시합니다. 이는 오랜 기간 축적된 한국과 외국에서의 의료인으로서 임상 경험과 깊이 있는 저의 연구가 고스란히 담긴 결실이라 할 수 있습니다. 오행(五行)의 원리를 토대로 체질을 크게는 5가지 유형으로 분류하고, 이를 다시 10가지 세부 체질로 나누는 방식은 체질에 대한 이해를 높이고, 개인별 맞춤형 건강 관리의 방향성을 제시하는 데 매우 효과적일 것입니다.

나아가, 체질별로 흔히 나타나는 질병과 그 원인을 명쾌하게 설명하고, 그에 따른 질병의 회복 및 치유에 도움이 되는 음식에 대한 구체적인 정보를 제공한다는 점은 본 저서의 가장 큰 장점 중 하나입니다.

체질 개선을 위한 오색분류 시스템 '영수50체질'은 브라질 등을 비롯한

남미와 한국에 수만 편의 임상 자료를 가지고 있습니다. 풍부한 임상 사례와 이론을 바탕으로 한 본 내용은 신뢰도를 한층 높일 수 있을 것입니다. 아울러, 각각의 체질별로 권장되는 음식과 피해야 할 음식을 더욱 명확하게 구분하여 제시하고 있습니다. AI 영수50체질은 각각 개인의 구체적인 체질을 분석하여 1:1로 케어하고, 음식으로 질환에 대해 회복과 관리를 할 수 있는 전 세계 유일무이한 면역시스템입니다. 독자들이 혼란 없이 체질과 음식에 대한 정보를 활용할 수 있을 것입니다.

체질 개선을 위한 오색분류 시스템 '영수50체질'은 체질에 따른 맞춤형 건강 관리에 관심 있는 독자들에게 더할 나위 없이 유용한 지침서가 될 것이라 확신합니다. 특히, 중장년층의 건강 증진과 질병 예방에 실질적인 도움을 줄 수 있는 귀중한 자료로 널리 활용될 것으로 기대합니다.

본 저서가 독자들에게 건강한 삶을 영위하는 데 든든한 길잡이가 되기를 바라며, 앞으로도 저자의 끊임없는 연구와 노력을 통해 더욱 발전된 체질 이론과 실질적인 건강 관리법이 제시되기를 기대해 마지않습니다.

2024년 12월 27일
'세계 창조 5색 음식 면역시스템 연구회' 총재
'AI 영수50체질 협회' 총재 박영수 드림

■ 참조 사항

황제내경 '소문' 편에

황제(黃帝)가 말하기를 "듣기로 예전에는 모든 사람들이 늙지 않고 100세 이상을 살았는데, 요즘 사람들은 그러하지 못한다. 이것이 환경의 변화 때문이냐? 아니면 사람들이 올바로 사는 법을 잊어버렸기 때문이냐?" 이에 기백(箕伯)이 대답하기를.

"옛사람들은 우주 에너지의 변환을 나타내는 음양의 균형을 잘 알고 있었으므로. (중략) 그들은 균형 잡힌 음식을 규칙적으로 먹었으며, 자고 깨는 것을 시간 맞추어 규칙적으로 했으며, 몸과 마음에 지나친 스트레스를 피했고, 모든 일에 지나치게 탐닉하지 않았습니다. 그들이 이렇게 몸과 마음의 평안을 유지했으므로 100세 넘게 사는 것은 조금도 이상한 일이 아닙니다."

"하지만 오늘날의 사람들은 사는 방법이 달라져 술을 물 먹듯이 마시며, 파괴적인 행위에 지나치게 탐닉하고, 콩팥에 저장되어 있는 정액(精液)을 쏟아 내어 기(氣)를 소진하고 있습니다. 그들은 자기의 에너지와 활력을 보존하는 비법을 모르고 있습니다. 감각적인 흥분과 순간적인 쾌락을 찾을 뿐, 자연의 리듬과 우주의 질서를 무시합니다."

* 장수의 비결을 요약하면 욕심을 부려 무리하지 말고, 사람과의 관계를 평안하게 하고, 먹고 입고 자는 것에서 환경과 조화를 이루는 삶을 살아야 한다는 것입니다.

→ 소식하면서 자기 체질에 맞는 즉 나의 세포가 원하는 음식의 섭생이 중요합니다.

AI에게 물었어요

 체질의 개념과 중요성에 대해 말해주세요

체질이란 무엇일까요?

체질은 개인의 타고난 특성과 후천적인 환경의 영향으로 형성된 신체적, 정신적 특징을 말합니다. 마치 지문처럼 사람마다 다른 고유한 특징이죠. 체질은 키, 몸무게 같은 외형적인 부분뿐만 아니라 성격, 소화 기능, 질병에 대한 저항력 등 다양한 측면을 포함합니다.

체질, 왜 중요할까요?

체질을 이해하는 것은 건강 관리에 있어 매우 중요합니다. 왜냐하면 체질에 따라 건강에 영향을 미치는 요인, 잘 걸리는 질병, 효과적인 치료법 등이 다르기 때문입니다. 체질에 맞는 생활 습관을 유지하면 건강을 증진시키고 질병을 예방하는 데 도움이 될 수 있습니다.

체질의 중요성을 보여 주는 예시를 살펴볼까요?

■ 같은 음식을 먹어도:
체질에 따라 소화 능력, 영양 흡수율이 다를 수 있습니다.
■ 같은 운동을 해도:
체질에 따라 운동 효과가 다르게 나타날 수 있습니다.
■ 같은 약을 복용해도:
체질에 따라 약물 반응이 다르게 나타날 수 있습니다.

AI 영수50체질과 음식의 1:1 맞춤 개인화 및 실천

체질과 질병의 관계를 고려한 음식 섭취는 개인화된 접근이 필요합니다. 이를 위해 다음의 실천 방법이 효과적입니다.

1. 체질 분석:

자신의 선천적 체질과 현재 상태를 파악합니다.
본인 만성적인 질병·질환을 체크합니다.

2. 음식 선택:

체질과 장기의 상태에 따라 적합한 음식을 섭취합니다.
기존의 체질방식에서 음식선택의 비합리성을 배제하였습니다.

3. 균형 유지:

다섯 가지 색깔의 음식을 골고루 섭취하여 5장 5부 10개의 장기에 대한 균형을 맞추어 조화를 이루려 합니다.

4. 생활 습관 개선:

음식뿐 아니라 스트레스 관리, 운동, 휴식도 체질에 맞게 조정할 수 있습니다.

결론적으로,

체질은 질병과 음식의 상관관계를 이해하는 핵심 열쇠입니다.

개인의 체질에 맞는 음식을 섭취하면 질병을 예방하고 건강을 유지할 수 있으며, 이미 발생한 질병의 경우에도 자연치유력을 활성화할 수 있습니다.

목차

들어가는 글 6

감수의 글 8

■ 참조 사항 – 황제내경 '소문' 편에 10

AI 영수50체질과 음식의 1:1 맞춤 개인화 및 실천 12

1부
체질과 건강의 비밀

1. 체질의 이해 ··· 22
    기존 체질 구분과 체질 맞춤 회복 음식 추천의 문제점   24

    기존의 체질과 회복 음식 적용 시스템의 한계점   25

    영수50체질(체질 개선을 위한 오색분류시스템)   27

    특허 등록 "영수50체질" 시스템의 기본 원리   28

    "영수50체질" 오색 음식분류 시스템   29

    "AI 영수50체질" 1:1 맞춤형 식단의 이점   30

    특허 등록 "영수50체질" 시스템 사용 방법   31

    "영수50체질"의 과학적 근거   32

    특허 등록   33

2. 체질과 장기의 연관성 ································· 34
    다섯 장기의 역할   34

    건강수명을 위한 생활 습관   41

2부

음식과 면역의 연결고리

1. 음식이 건강을 결정한다 44
    음식의 에너지와 성질   44
    음식은 약인가, 독인가?   45

2. 5색 음식과 다섯 장기 46
    초록색 음식, 신맛과 간장   47
    빨간색 음식과 심장   47
    노란색 음식과 비장   48
    흰색 음식과 폐장   48
    검은색 음식과 신장   49

3. 각종 질환과 회복 음식 50
    위장병   50
    역류성 식도염   57
    가려움증   59
    성인 아토피   60
    건선   61
    전립선 비대증   62
    전립선염   64
    류마티스 관절   65
    퇴행성 관절   68
    단백질의 중요성   69
    적혈구와 단백질   70
    백혈구와 단백질   71
    혈소판 감소증   72

혈소판 증가증	73
부정맥	75
이명	76
치매와 알츠하이머	79
뇌혈관 장벽(Blood-brain barrier, BBB)	80
당뇨병	81
고혈압	82
소화불량	84
중풍	86
지방간	88
통풍	90
허리 디스크와 좌골신경통	92
갑상샘(갑상선) 기능 항진	94
갑상샘(갑상선) 기능 저하	95
강직성 척추염	96
대상포진	98
쇼그렌 증후군(유연증)	99
뇌전증	100
정신질환	102
입덧과 불임, 그리고 화병	104
비염	108
하지정맥	109
우울증	111
골다공증	112
자궁 경부 정맥류	114
루게릭병(ALS, Amyotrophic Sideal Sclerosis)	115
부종	116

암	117
위암	118
유방암	121
대장암	122
갑상선암	123
간암	124
백혈병(혈액암)	125
루푸스	127
녹내장	128
장상피화생	129

3부

영수50체질, 건강한 삶의 비밀

1. 인체와 전기에너지 ······ 132
우리 몸속의 놀라운 전기 세계　132
우리 몸의 전기, 생명의 원동력　133

2. 평균 수명과 건강수명 ······ 135

3. "영수50체질"로 건강수명을 늘려라 ······ 136

4. 면역계와 소장 ······ 137

5. 장내 미생물의 중요성 ······ 139

6. 사구체여과율(GFR) ······ 141

7. 과일과 후식 ······ 143

8. 각종 통증에 관한 이해 ·· 144
　통증(痛症, pain)　　　　　　　　　　　　　　　　144

9. 활성산소 바로 알자 ·· 146
　활성산소　　　　　　　　　　　　　　　　　　146

10. 콜레스테롤에 대한 오해 ·· 148
　콜레스테롤　　　　　　　　　　　　　　　　　148

11. 코로나19 대비 ·· 150
　코로나19 및 변종 바이러스에 대비하는 방법　　150

12. 자가면역 질환의 원인 ·· 152
　자가면역 질환의 원인 불량 세포　　　　　　　152

13. 행복 호르몬 ·· 154

4부
질병의 회복을 위한 건강 혁명 / 영수50체질

1. 1:1 맞춤 체질 개선 프로그램 ································ 158

2. 장관 면역 ·· 160

3. 1:1 맞춤 파우치 회복 음식: 질병 회복 ················· 162

4. 냉·온욕 ·· 164
　사우나에서 냉온요법(Cold and Hot Therapy) 실행　　165

5. 체질별 음악 치료 ··· 166

6. 체질별 침대 방향과 옷의 색깔 ··· 167

7. 5색 음식의 구분 ··· 168

5부
영수50체질 설문과 체질 분석

1. 질병 예방과 건강을 관리하는 양생법(養生法) ················ 172
   영수50체질 설문지   178

2. 체질 분석의 예 ·· 187
   도움이 되는 제품 소개   206

1부

체질과 건강의
비밀

1. 체질의 이해

> **체질을 왜 알고 싶은 것일까**
> 1) 어떤 체질로 인해 질병이 왔는지 알고 싶은 것입니다.
> 2) 몸이 무엇 때문에 불편한지 알고 싶은 것입니다.
> 3) 어떤 원인으로 인해 아픈지 알고 싶은 것입니다.
> 4) 질병에 대한 회복의 방법이나 음식이 무엇인지 알고 싶은 것입니다.

"체질"은?

1) 개인의 신체적, 생리적, 그리고 심리적 특징을 말하며,

2) 타고난 유전자와 환경적 요인
(잉태일의 천간지지, 우주의 기운) 등에 의해 결정.

3) 사람마다 다른 체질에 따라 맞춤형 식사(음식) 및 건강 관리가 필요합니다.

4) 체질을 분석하고 이해함으로써 개개인에 맞춘 건강관리와 질병 예방이 가능하다고 합니다.

"체질"의 개념과 중요성

■ 개인의 고유성

체질은 각 개인의 고유한 신체적, 정신적 특성을 나타냅니다.

이는 유전적 요인과 환경적 요인의 복합적 결과입니다.

■ 건강 관리의 기초

체질을 안다는 것은 개인화된 건강 관리의 핵심입니다.

각자에게 맞는 최적의 건강 관리 방법을 찾을 수 있습니다.

■ 질병 예방 & 질병 회복

체질에 따른 취약점을 파악함으로써, 특정 질병에 대한 예방책을 마련할 수 있습니다.

기존 체질 구분과 체질 맞춤 회복 음식 추천의 문제점

→ 우리 몸의 면역시스템에 대한 잘못된 이해

우리 몸은 질병이 발생하면 생체의 장기가 면역시스템이 작동해서 우리 몸에 맞는 면역물질을 생성하게 됩니다.

이 면역물질로 병이 회복되는 시스템으로 설계되어 있습니다.

그런데 대부분의 사람들은 면역 시스템에 대해 백혈구가 많거나 강해야지만 질병을 이겨 내는 것으로 잘못 이해하고 있습니다.

1. 10개의 주요 장기

총 10개의 장기(5장 5부: 간장, 담장, 심장, 소장, 비장, 위장, 폐장, 대장, 신장, 방광)는 우리 몸에서 필요한 물질을 생산해 내는 곳입니다.

2. 5장 5부의 조화와 균형의 중요성

이 10개의 장기가 조화가 이루어져서 정상적으로 작용했을 때 비로소 우리 몸에 필요한 면역물질을 생산해 내는 것입니다.

3. 면역력 약화의 원인

이 10개의 장기가 서로 균형과 조화가 맞지 않으면 면역력이 약해지고 이때 세균, 바이러스, 불필요한 이물질 등이 우리 몸에 침투하면 질병에 걸리는 것입니다.

기존의 체질과 회복 음식 적용 시스템의 한계점

> **한계점**
>
> 1) 기존의 체질 분석에서 오행원리를 이용하여 결정한 내용들이 동서양의 모든 음식을 오행에 맞는 원칙에 의해 분류하여야 함에도 불구하고 매우 미흡합니다.
> 2) 또한 분류되었다 하더라도 분류된 음식들을 오행의 원리에 따라 배치하는 방법이 거의 없습니다.
> 3) 이는 본인 체질에 맞는 음식을 추천할 수 없다고 하는 문제가 대두되는 것입니다.

1. 체질의 구분 방법 불명확

체질을 어떻게 정확히 구분하는지에 대한 상세한 설명이 너무나 부족합니다.

2. 음식 구성 설명 부족

시스템에 포함된 구체적인 음식 목록과 그 선정 기준이 불명확합니다.

3. 실제 적용의 어려움

구체적인 가이드라인 부족으로 인해 실생활에서 시스템을 적용하기 어렵습니다.

좀 더 구체적으로 어떠한 근거로 체질을 그렇게 구분하게 되었으며, 어떠한 음식들로 시스템이 구성되는지에 대한 설명이 없거나 부족하여 적용하기에 어려움이 많이 있습니다.

또한 적용하여 질병의 회복이 잘되지 않는 어려움이 있습니다.

영수50체질(체질 개선을 위한 오색분류시스템)

→ 체질과 음식의 함수관계 그 비밀을 풀다
→ 1:1 개인 맞춤형 건강혁명이다! 특허 등록

"영수50체질"은

개인의 잉태일을 기반으로 정확한 체질을 분석하고, 1:1 그 체질에 맞는 음식을 권장하는 혁신적인 건강관리 시스템입니다.

본 발명은 종래의 문제점을 해결하기 위한 것입니다.

개인의 잉태일에 따른 인체의 구성 시스템과 체질에 맞는 식습관을 추천합니다. 비만, 성인병 등 다양한 질병을 예방하고, 건강을 유지 회복하는 데 많은 도움을 주게 될 것입니다.

특히 현대의학에서 원인 불명의 많은 질환들에 대하여 체질을 바탕으로 한 원인의 규명에 많은 도움이 될 것입니다.

---

1. 개인의 체질을 고려하지 않은 음식의 섭취를 억제하고 체질에 맞는 음식을 섭취하게 하여, 인체의 균형을 조화롭게 만들어 비만이나 성인병 등의 다양한 질병을 예방하고 건강을 유지할 수 있는 시스템을 제공하는 것에 목적이 있습니다.

2. 본 발명은 개인의 체질에 맞는 음식을 색상으로 단순명료하게 알 수 있으므로 수시로 개인의 체질에 맞는 음식을 확인하고 체질에 맞는 음식을 섭취할 수 있어 올바른 음식 섭취 습관으로 인체의 면역력을 높이는 데에 그 목적이 있습니다.

특허 등록 "영수50체질" 시스템의 기본 원리

(특허명: 체질 개선을 위한 오색분류 시스템)

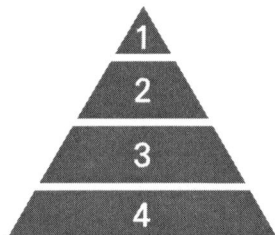

1. 생년월일
2. 잉태 시기 변환(잉태일)
3. 잉태일 기준 체질의 분별
4. 체질 맞춤형 음식 권장

    영수50체질은 개인의 생년월일을 임신 기간을 환산하여 입태 시기(잉태일)로 변환하고, 인체 시스템과 체질을 분별합니다.

    이 과정을 통해 개인의 고유한 체질적 특성을 파악하고, 그것에 잘 맞는 최적의 음식을 선택하고 추천합니다.

농부는 어떤 씨를 뿌릴까 결정한 후에 밭에 씨를 뿌립니다. 세상 이치가 이처럼 싹이 나온 뒤에 씨를 정할 수는 없습니다.

아이는 태어난 날(출생일)에 성별이 정해지지 않습니다.

정자와 난자가 만나(잉태일) 성별 및 유전자(DNA)가 확정됩니다. 그리고 그 시기에 우주 에너지의 기운에 따라 인체 시스템의 구성이 완료됩니다. 태아는 약 4주가 되면 5장 5부가 완성되어 심장박동 소리가 들리기 시작합니다. 이 시기가 되면 임산부는 입덧을 하게 되는데 이때 음식은 태아의 체질과 관계됩니다.

→ 태아는 물론 사람은 입태 시기가 중요하지 태어난 날하고 아무런 상관이 없습니다.

"영수50체질" 오색 음식분류 시스템

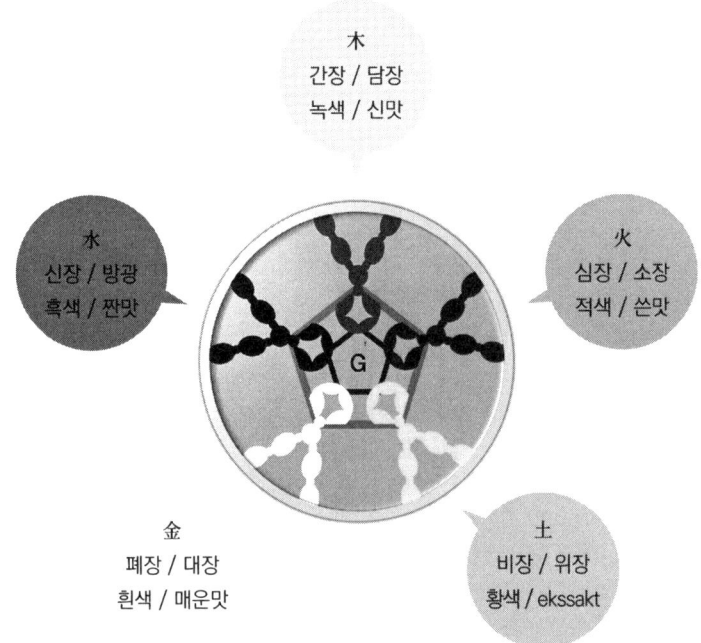

영수50체질은 5장 5부와 음식을 다섯 가지 색상과 5가지 맛으로 분류 적용합니다. 각 색상은 특정 신체 기관과 연관되어 있으며, 개인의 체질에 따라 권장되는 음식의 색상과 맛이 다릅니다. 이 시스템을 통해 사용자는 자신의 체질에 맞는 음식을 쉽게 식별하고 선택할 수 있습니다.

"AI 영수50체질" 1:1 맞춤형 식단의 이점

질병 예방 & 회복

체질에 맞는 식습관은 비만, 성인병 등 다양한 질병의 위험을 낮추고, 질병으로부터 몸을 빠르게 회복할 수 있습니다.

면역력 증진

자기 체질에 맞는 올바른 음식 섭취를 통해 자연치유력 및 인체의 면역 시스템을 강화할 수 있습니다.

에너지 레벨 향상

체질에 맞는 음식은 신체의 에너지 균형을 최적화하여 일상생활의 활력을 높입니다.

균형 잡힌 영양 섭취

개인의 체질에 맞는 음식을 섭취함으로써 세포가 필요한 영양소를 적절히 충분하게 공급받을 수 있습니다.

개인화된 식단 추천시스템 구축

개인의 체질과 건강상태를 고려한 맞춤형 식단의 추천시스템의 개발이 충분히 가능해졌습니다.

실용적인 적용 가이드라인 개발

일상생활에서 쉽게 적용할 수 있는 구체적인 지침과 식단을 마련해 줄 수 있습니다.

특허 등록 "영수50체질" 시스템 사용 방법

1. 개인 정보 입력(잉태일)
  더 정확하고 과학적인
  체질 구분 방법 개발

2. 잉태 시기의 정확한 체질 분석
  잉태일 기준의 천간지지 음양이법
  DNA/ 인체 시스템 구성

3. 맞춤 음식 추천. 질병의 예방/회복
  체질과 건강 맞춤형 음식 추천
  질병 예방 & 회복 식단 추천 시스템

4. 건강수명 연장/ 개인식단 계획
  개인 체질 맞춤형으로 건강수명 늘리는 식단 개발 추천

5. 지속적인 모니터링
  일상생활에서 쉽게 적용
  누구나 할 수 있는 구체적인 식사법

6. 건강한 노후

"영수50체질"의 과학적 근거
특허 등록: 체질 개선을 위한 오색 분류시스템

전통 의학의 지혜	개인 맞춤화된 영양학
영수50체질은 동양 전통 의학의 원리를 현대적으로 재해석한 시스템입니다. 오랜 세월 동안 축적된 경험적 지식을 바탕으로 합니다.	최근의 영양 과학은 개인의 유전적, 생리적 특성에 따른 맞춤형 영양의 중요성을 강조하고 있습니다. 영수50체질은 이러한 트렌드와 일치합니다.
생체리듬 연구	임상 사례 연구
입태 시기(잉태일)를 기반으로 한 체질 분석은 인체의 생체리듬과 연관이 있습니다. 이는 현대 의학에서도 주목을 받는 분야입니다.	영수50체질을 적용한 다수의 임상 사례에서 건강 개선 효과가 보고되고 있습니다. 지속적인 연구를 통해 그 효과성이 검증되고 있습니다.

특허 등록

특허 명칭: 체질 개선을 위한 오색 분류시스템

1. 개개인의 체질을 알아내고 그 체질에 딱 맞는 음식을 추천할 수 있습니다.
2. 구체적으로 체질을 구분하여 어떠한 시스템이 구성되어 있는지 찾아내서 적용할 수 있습니다.
3. 올바른 섭생 습관으로 질병을 예방하고 건강을 유지하며, 면역력을 높이는 데 목적이 있습니다.

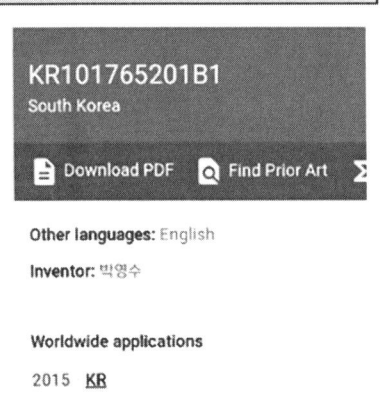
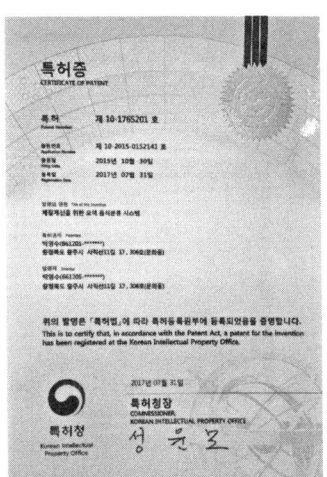

2. 체질과 장기의 연관성

다섯 장기의 역할

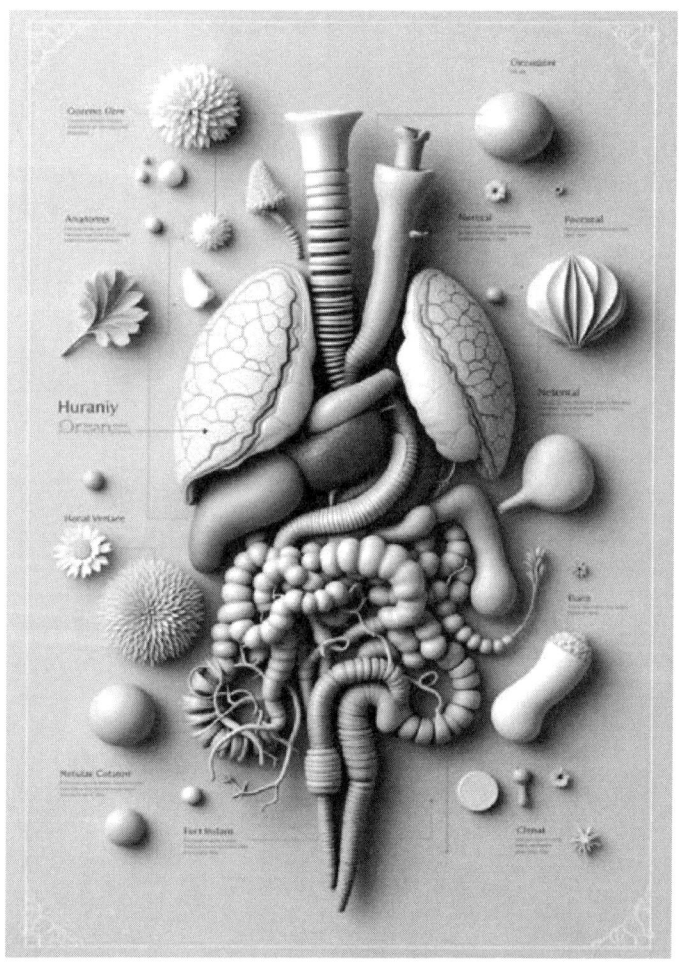

간의 역할

1. 해독 작용

우리가 섭취한 음식과 공기 속 독소를 걸러 내고 분해하여 우리 몸을 보호합니다. 알코올, 약물, 환경 오염 물질 등 유해 물질을 처리하여 건강을 유지합니다.

2. 단백질 합성

우리 몸에 필요한 단백질을 합성하는 역할을 합니다.

혈액 응고, 면역 체계 유지, 호르몬 생성 등 다양한 생명 활동에 필수적입니다.

3. 에너지 저장

포도당을 글리코겐 형태로 저장하여 필요할 때 에너지원으로 사용할 수 있도록 합니다. 혈당 조절에 중요한 역할을 합니다.

4. 담즙 생성

지방을 분해하는 담즙을 생성하여 소화를 돕습니다.

또한 혈액 속 콜레스테롤 수치를 조절하는 데에도 중요한 역할을 합니다.

5. 오행의 기운

목(木)/ 초록색 음식/ 신맛/ 누린내

심장의 역할

1. 혈액 순환

심장은 끊임없이 혈액을 펌프질하여 온몸에 산소와 영양분을 공급하고 노폐물을 제거합니다.

2. 산소 공급

폐에서 산소를 받아 온몸으로 운반하고, 각 조직에서 이산화탄소를 받아 폐로 운반합니다.

3. 호르몬 전달

호르몬을 포함한 다양한 물질을 온몸으로 전달하여 신체 기능을 조절합니다.

4. 면역 체계 유지

백혈구 등 면역 세포를 혈액과 함께 순환시켜 감염과 질병으로부터 몸을 보호합니다.

5. 오행의 기운

화(火)/ 빨간색 음식/ 쓴맛/ 탄 내음

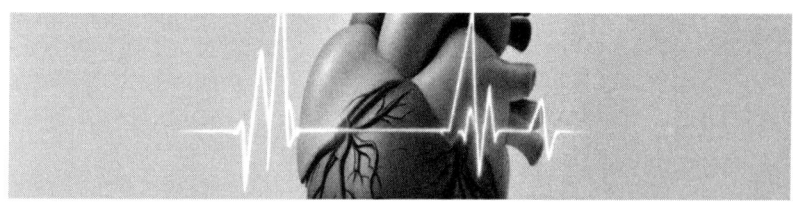

비장의 역할

1. 면역 기능

면역 세포를 생성하고 저장하여 감염과 질병으로부터 몸을 보호하는 데 중요한 역할을 합니다.

2. 노폐물 제거

혈액 속 노폐물과 손상된 적혈구를 제거하고 재활용하여 혈액을 깨끗하게 유지합니다.

3. 혈액 저장

필요할 때 혈액을 저장하고 공급하여 혈액량을 조절합니다. 출혈 시 혈액을 보충하는 역할을 합니다.

4. 혈액 생성

태아 시기에는 혈액을 생성하는 기능을 담당하며, 성인이 된 후에도 혈액 생성에 일부 관여합니다.

5. 오행의 기운

토(土)/ 노란색 음식/ 단맛/ 단 내음

폐의 역할

1. 산소 흡입
우리가 숨 쉴 때 공기 중의 산소를 흡입하여 혈액으로 전달합니다.

2. 이산화탄소 배출
혈액에서 이산화탄소를 받아 폐로 운반하고 숨을 내쉴 때 배출합니다.

3. 공기 정화
흡입한 공기를 정화하여 유해 물질을 걸러 내고 깨끗한 공기를 혈액에 전달합니다.

4. 발성
숨을 내쉴 때 성대를 진동시켜 소리를 내는 데 중요한 역할을 합니다.

5. 오행의 기운
금(金)/ 흰색 음식/ 매운맛/ 비린내

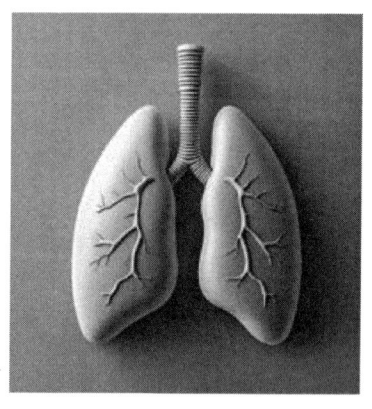

신장의 역할

1. 혈액 여과
혈액 속 노폐물, 독소, 과도한 수분 등을 걸러 내어 오줌으로 배출합니다.

2. 전해질 조절
혈액 내 전해질 농도를 조절하여 신체의 수분 균형을 유지합니다.

3. 혈압 조절
혈액량을 조절하여 혈압을 유지하고 혈액 순환을 원활하게 합니다.

4. 적혈구 생성
신장에서 에리스로포이에틴이라는 호르몬을 생성하여 골수에서 적혈구 생성을 촉진합니다.

5. 오행의 기운
수(水)/ 검은색 음식/ 짠맛/ 삭힌 내

장기 간의 연관성

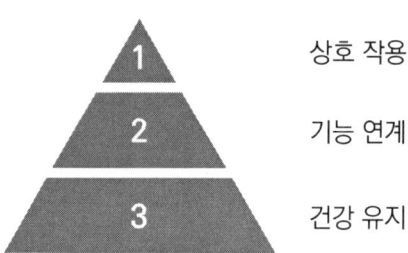

　각 장기는 독립적으로 존재하는 것이 아니라 서로 긴밀하게 연결되어 있습니다.

　예를 들어, 간은 혈액을 정화하고, 심장은 혈액을 순환시키며, 폐는 산소를 공급하고 이산화탄소를 배출합니다. 이러한 장기들이 유기적으로 작용하면서 우리 몸의 건강을 유지합니다.

건강수명을 위한 생활 습관

음식은 단순히 우리를 살리는 것이 아니라, 건강을 유지하고 증진시키는 중요한 요소입니다. 건강한 식습관을 통해 몸과 마음의 건강을 지키고 행복한 삶을 누리시기 바랍니다.

1. 체질에 맞는 식사
체질에 맞는 단백질과 신선한 채소와 과일 등 영양소를 골고루 섭취.

2. 규칙적인 운동
심혈관 건강을 유지하고 면역력을 강화.

3. 충분한 수면
신체 기능 회복을 돕고 면역력을 높입니다.

4. 스트레스 관리
스트레스는 건강에 악영향을 미치므로 스트레스 해소를 위한 노력이 필요.

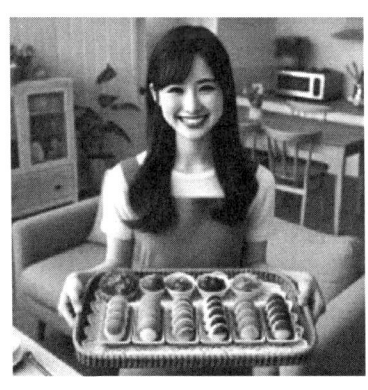

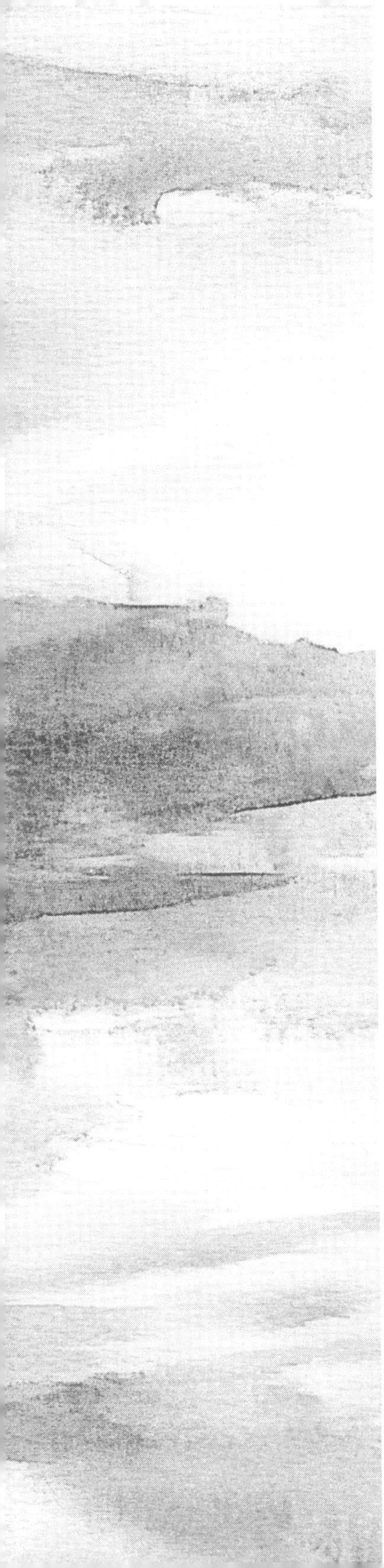

2부

음식과 면역의 연결고리

1. 음식이 건강을 결정한다

음식, 건강의 열쇠

우리 몸의 건강은 우리가 먹는 음식과 밀접한 관련이 있습니다. 5색과 5가지 맛의 음식이 5장 5부의 건강에 미치는 영향과 건강한 식습관의 중요성에 대해 알아보겠습니다.

음식의 에너지와 성질

에너지	성질
음식은 에너지입니다. 우리 몸에 필요한 에너지를 공급합니다. 탄수화물, 지방, 단백질은 각기 다른 에너지원을 제공합니다.	음식은 찬 성질, 따뜻한 성질, 중간 성질 등 다양한 성질을 가지고 있습니다. 본인 체질에 맞는 음식을 섭취하는 것이 중요합니다.

음식은 약인가, 독인가?

약

건강한 음식은 질병을 예방하고 치료하는 데 도움이 됩니다.

독

반대로 건강하지 않은 음식은 질병을 유발할 수 있습니다.

1. 만성 질환 예방

질환을 예방하는 가장 좋은 방법은 체질에 따른 식사법을 반드시 하는 것입니다. 만성 질환을 예방합니다.

2. 면역력 회복

질병에 걸렸을 때 가장 빠른 회복의 방법으로서 반드시 체질에 따른 식사법을 해야 질병에서 쉽게 빠져나올 수 있습니다.

3. 건강수명 유지

평균 수명보다 건강수명이 매우 중요합니다. 체질 관련 음식 및 균형 잡힌 식단을 통해 건강한 체중을 유지하여 건강수명을 증진시킵니다.

2. 5색 음식과 다섯 장기

반드시 정확한 본인 체질을 알고 그 체질에 맞는 음식을 색깔별로 본인과 일치하는 에너지를 찾아 섭생을 해야 질병을 예방하고 건강수명이 줄어들지 않습니다.

영수50체질은 5장 5부와 음식을 다섯 가지 색상으로 분류·적용합니다. 각 색상은 특정 신체 기관과 연관되어 있으며, 개인의 체질에 따라 권장되는 음식의 색상이 다릅니다.

이 시스템을 통해 사용자는 자신의 체질에 맞는 음식을 쉽게 식별하고 선택할 수 있습니다.

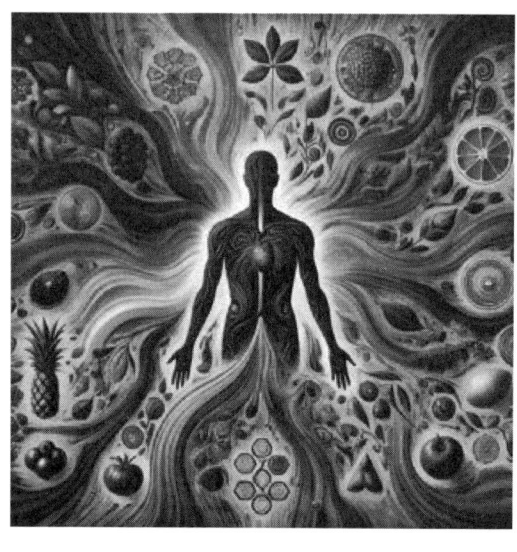

초록색 음식, 신맛과 간장

간장의 역할

  간은 우리 몸의 해독 작용을 담당하며, 혈액을 정화하고 영양소를 저장하는 중요한 역할을 합니다.

  간은 근육을 주관합니다.

GOD의 음식 배려

  초록색 음식/ 신맛

  초록색 음식이 과하면 간장의 기능에 무리가 옵니다. 위장의 기능에도 영향을 크게 미칩니다. 간장이 허한 경우는 초록색 음식이 매우 좋습니다.

빨간색 음식과 심장

심장의 역할

  심장은 우리 몸의 혈액을 공급하는 매우 중요한 기관입니다. 혈액을 온몸에 순환시켜 산소와 영양소를 공급하고 노폐물을 제거합니다. 혈관질환과 직결됩니다.

GOD의 음식 배려

  빨간색 음식/ 쓴맛

  심장과 혈관이 허약하면 빨간색 음식이 좋습니다. 그러나 빨간색 음식이 과하면 심장의 기능에 무리가 옵니다. 신장, 폐장의 기능에도 영향을 크게 미칠 수 있습니다.

* 반드시 정확한 본인 체질을 알고 그 체질에 맞는 음식을 색깔별로 본인과 일치하는 에너지를 찾아 섭생을 해야 질병을 예방하고 건강수명이 줄어들지 않습니다.

노란색 음식과 비장

비장의 역할

비장은 소화가 된 음식물을 흡수하고, 혈액을 생성하는 중요한 역할을 합니다. 또한 면역체계를 유지하는 데에도 중요한 역할을 하고, 살을 주관하고 있습니다.

GOD의 음식 배려

노란색 음식/ 단맛

노란색 음식이 과하면 비장의 기능에 무리가 옵니다. 위장의 기능에도 영향을 크게 미칩니다. 비장이 허한 경우 노란색 음식이 매우 좋습니다.

흰색 음식과 폐장

폐장의 역할

폐장은 우리 몸에서 산소를 공급하는 매우 중요한 기관입니다. 또한 이산화탄소를 배출하는 중요한 역할을 하며 피부를 관장하고 있습니다.

GOD의 음식 배려

흰색 음식/ 매운맛

폐에 염증이 있을 때 하얀색 음식이 과하면 폐암이 될 수 있습니다. 폐가 허약한 사람들은 흰색 음식이 보약입니다.

검은색 음식과 신장

신장의 역할

　신장은 노폐물을 걸러 내고, 혈액의 균형을 유지하고 특히 뼈를 주관하는 중요한 역할을 합니다.

GOD의 음식 배려

　검은색 음식

　검은색 음식이 과하면 신장의 기능에 무리가 옵니다. 통풍이나 자궁·전립선 모두 검은색 음식이 과해서 발병하는 것입니다.

Tip) 신장이 허하면 척추 측만이 발병할 수 있습니다.

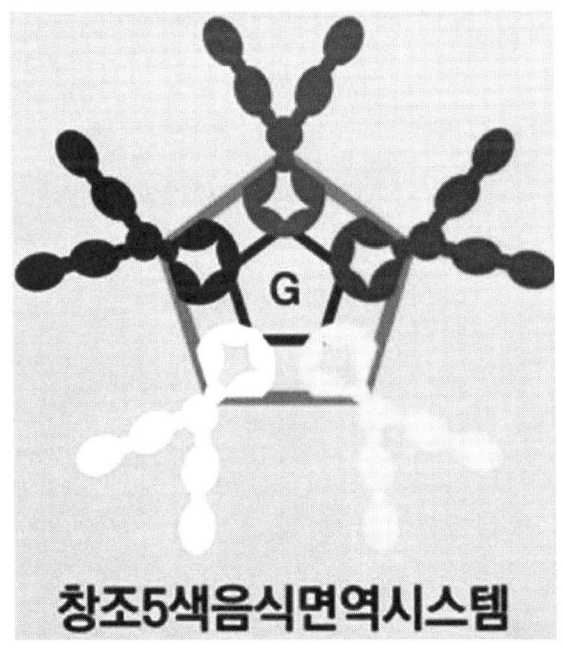

3. 각종 질환과 회복 음식

위장병

위와 관련해서 위염, 위궤양 등 많은 분들이 오랫동안 고생을 하고 있습니다. 병원에서 제산제, H2 수용체 차단제, 항생제 등을 처방하고 있으나 일시적인 효과로 결국은 계속해서 재발을 하고 있다고 합니다.

위염

위장 내벽의 염증을 말합니다. 급성 위염은 갑작스럽게 발생하며, 만성 위염은 장기간 지속되는 경우를 의미합니다.

위궤양

위장 내벽에 생긴 궤양을 말합니다. 위산에 의해 위벽이 손상되어 발생하며, 통증, 출혈 등을 유발할 수 있습니다.

- 증상
1. 식사 후 1-2시간 후에 발생하는 복통.
2. 상복부에서 타는 듯한 통증 또는 쓰라림.
3. 구토, 메스꺼움. 복부 팽만감.
4. 심한 경우, 대변에 검은색 혈액 또는 구토 시 혈액.

- 약물 치료

1. 제산제: 위산과다를 줄여 속 쓰림, 위통 등을 완화합니다.
2. H2 수용체 차단제: 위산 분비를 억제하여 위염, 위궤양의 증상을 완화합니다.
3. 항생제: 헬리코박터 파일로리균 감염 시 사용. 감염을 치료.

위장병은?

영수50체질에 따라 자신의 체질을 확인하고, 이를 기반으로 맞춤형 식단을 적용한다면 회복효과를 극대화할 수 있습니다.

체질에 맞는 음식 섭취는 단순한 영양 공급을 넘어, 장기의 기능 회복과 면역력 강화에 너무나 중요한 역할을 합니다. 5색 음식 중 하나를 과하게 섭취하면, 그 음식이 해당 장기에 부담을 주어 염증이나 손상을 일으킬 가능성이 높습니다.

따라서 먼저 체질과 문제가 되는 음식을 정확히 파악하고, 이를 차단하는 것이 첫 번째 단계입니다. 이와 함께, 손상된 위와 관련된 장기가 필요로 하는 음식을 섭취하는 것이 매우 중요합니다. 각 장기는 특정 색깔의 음식을 필요로 하며, 이는 체질과 밀접하게 연관되어 있습니다.

이런 음식을 체질에 맞게 적절히 조합하여 섭취하면, 위장의 염증이 빠르게 진정되고 위 점막이 재생되는 데 효과적입니다.

위는 스트레스에 민감한 장기이므로, 스트레스 관리는 위염과 위궤양 예방과 회복의 핵심요소입니다. 이처럼 자신의 체질을 이해하고, 장기가 필요로 하는 음식을 섭취하는 것은 단순히 위염과 위궤양의 증상을 완화하는 데 그치지 않습니다. 이는 몸 전체의 건강을 개선하고 면역체계를 강화하며, 질병에 대한 저항력을 높이는 데 중요한 역할을 합니다. 결국, 체질에 기반한 맞춤형 식단과 생활 관리가 위염과 위궤양으로부터 자유로운 삶을 만드는 열쇠가 될 것입니다.

위장질환 "영수50체질"의 예방과 회복

1. 영수50체질·체질 분석
2. 잘못된 음식의 섭생 차단
3. 체질에 따른 5색 음식 섭생
4. 과도한 음주, 자극성 음식
5. 스트레스 관리 5색 음식

　위염과 위궤양은 "영수50체질"의 적절한 관리를 통해 충분히 예방하고 회복할 수 있습니다. 본인의 체질을 정확히 알고 체질에 맞추어 문제가 된 5색 음식을 차단하고 세포가 원하는 5색 음식을 섭생하면 완전한 회복이 가능합니다.
　금연, 절주, 규칙적인 식사, 스트레스 관리 등 건강한 생활 습관을 유지하는 것도 매우 중요합니다.

위염, 위궤양 - 영수50체질의 건강 회복 식사법 1

위염과 궤양은 체질을 확인하고 질병이 온 원인을 찾아서 체질에 맞게 5색 음식으로 충분히 회복이 가능합니다.

"간장"의 에너지가 실해서 염증이 생긴 경우입니다.
- 목(木) 관련 太過/ 金, 土 不及 등

잉태될 때 목(木)의 에너지가 강해서 목태과(太過)인 사람들은 목의 기운이 몸속에 충분히 내재되어 있습니다. 이것을 알지 못하고 목(木) 관련 음식(초록색 음식)을 계속해서 섭생을 하니 이게 과해서 세포에 탈이 난 것입니다.

방치하고 오래 두면 위암이나 유방암으로 발전할 수 있습니다. 간에 염증이나 간경화를 불러올 수도 있습니다. 위장이 불편하면 신장하고도 직결되어 신장이 불편해집니다. 많은 사람들이 그러다 말겠지 하고 참고 살고 있습니다. 병원에 가 봐도 그때뿐이고 계속 재발하니 포기하기까지 합니다. 영수50체질에 맞는 5색 음식으로 회복에 도전하세요. 반드시 회복이 잘됩니다. 재발도 거의 없습니다.

1. 초록색 관련 에너지 기운이 있는 음식을 삼가야 합니다.
2. 신맛이 나는 음식들을 삼가야 합니다.
3. 노란색이라 할지라도 신맛이 나면 먹지 않습니다.
4. 흰색 음식과 노란색 음식을 주로 해서 섭생하면 크게 도움이 됩니다.

point. 문제가 되는 음식은 반드시 일시적으로 차단해야 합니다. 나에게 맞는 단백질 섭생이 매우 중요합니다.

위염, 위궤양 – 영수50체질의 건강 회복 식사법 2

"신장"의 기운이 실해서 염증 등이 생긴 경우입니다.

 – 수(水) 관련 太過/ 火 또는 土 不及 등

잉태될 때 수(水)의 에너지가 강해서 수태과(太過)인 사람들은 수(水)의 기운이 몸속에 충분히 내재되어 있습니다.

이것을 알지 못하고 수(水) 관련 음식(검은색 음식)을 계속해서 섭생을 하니 이게 과해서 장기에 탈이 난 것입니다.

1. 신장 관련 에너지 기운이 있는 검은 음식을 삼가야 합니다.
2. 짠맛이 나는 모든 음식들을 삼가야 합니다.
3. 빨간 음식과 노란 음식을 주로 해서 섭생하면 크게 도움이 됩니다.
4. 특히 노란색 음식이 도움이 됩니다.

point. 문제가 되는 음식은 반드시 일시적으로 차단해야 합니다. 나에게 맞는 단백질 섭생이 매우 중요합니다.

급성위염은?

위장에 염증이 갑자기 생긴 상태로, 음식을 과하게 먹을 때, 빨리 먹을 때, 자극이 강한 음식을 먹을 때 등 식습관에 문제가 있는 경우, 스트레스를 받는 경우에 주로 나타납니다.

급성은 충분히 쉬고, 약을 먹으면 금방 개선되지만, 염증이 사라졌다 생기기를 반복하면 염증이 만성화해서 '만성위염'으로 이어집니다.

* 급성위염은 급성 신장염과 밀접한 관계가 있습니다.

위염, 위궤양 - 영수50체질의 건강 회복 식사법 3

"비장"의 기운이 실해서 염증 등이 생긴 경우입니다.

- 토(土) 관련 太過/ 水 또는 木 不及 등

잉태될 때 토(土)의 에너지가 강해서 토태과(太過)인 사람들은 토(土)의 기운이 몸속에 충분히 내재되어 있습니다. 이것을 알지 못하고 토(土) 관련 음식(노란색 음식)을 계속해서 섭생을 하니 이게 과해서 세포에 탈이 난 것입니다.

1. 비장 관련 에너지 기운이 있는 모든 노란색 음식을 삼가야 합니다.
2. 아이스크림 등 유제품과 과자를 포함하여 단맛이 나는 모든 음식들을 삼가야 합니다.
3. 검은색 음식과 초록색 음식을 주로 해서 섭생하면 크게 도움이 됩니다.

point. 문제가 되는 음식은 반드시 일시적으로 차단해야 합니다. 나의 체질에 맞는 단백질 섭생이 매우 중요합니다.

만성위염은?

소화불량과 위 콕콕거리는 듯한 통증, 속 쓰림, 두통 등의 문제를 유발합니다. 만약 치료가 제때 이뤄지지 않으면 염증이 위장의 혈관까지 퍼져서 심한 복통이 느껴지고, 피를 토하는 등의 문제가 발생할 수 있습니다.

체증을 불러오고 소화불량이 있을 수 있으니 '이 정도야' 하고 참지 말고 빠른 시일 내에 치유해야 합니다.

위염은 만병의 근원이 됩니다.

역류성 식도염

- 주요 증상

1. 속 쓰림(Heartburn): 가슴 중앙에서 타는 듯한 통증. 특히 식사 후 또는 누웠을 때 심화.
2. 역류 증상: 위 내용물이 목구멍으로 올라오면서 신맛 또는 쓴맛을 느끼는 증상.
3. 기타 증상: 만성 기침, 쉰 목소리, 목 이물감, 삼킬 때 통증(드물게 발생).
4. 합병증: 식도염(식도 점막의 염증), 식도 협착(흉터로 인해 식도가 좁아짐), 바렛 식도(Barrett's Esophagus: 식도 점막 세포의 변형 - 암의 위험성 증가)

- 약물 치료

1. 제산제: 위산을 중화시켜 증상을 빠르게 완화합니다. 단, 근본적인 치료 효과는 제한적입니다.
2. H2 수용체 차단제: 위산 분비를 억제하여 증상을 완화합니다. 제산제보다 지속성과 효과가 나타나는 데 시간이 걸립니다.
3. 프로톤 펌프 억제제: 위산 분비를 강력하게 억제하여 증상을 완화합니다. 장기간 복용해야 효과를 볼 수 있습니다.

역류성 식도염 - 영수50체질과 회복 음식

"간"의 기운이 허해 괄약근육이 약해진 경우가 많습니다.

- 금(金), 토(土) 관련 太過 / 목(木) 不及 등

잉태될 때 간(木)의 에너지가 허한데 관련 음식이 부족했거나 스트레스 등 다른 환경적 원인일 수도 있습니다. 빠른 회복의 식사법은 목(木)의 기운이 충분히 내재되어 있는 초록색 음식입니다. 토(土), 금(金) 관련 음식을 계속해서 많이 섭생을 하면 과해서 근육이 약해지고 세포에 탈이 날 수 있습니다.

1. 비장 관련 에너지 기운이 있는 노란색 음식을 삼가야 합니다.
2. 아이스크림과 과자를 포함하여 유제품 및 단맛이 나는 모든 음식들을 삼가야 합니다.
3. 흰색 음식과 매운맛 음식을 일시적으로 중단합니다.
4. 초록색 음식을 주로 해서 섭생하면 크게 도움이 됩니다.

point. 문제가 되는 음식은 반드시 일시적으로 차단해야 합니다.
　　　 내 체질에 부합되는 단백질 섭생이 매우 중요합니다.
　　　 견과류로 호박씨를 같이 섭생할 것을 권장합니다.

* 비만과 스트레스는 위산 분비를 증가시켜 역류성 식도염을 악화시킬 수 있습니다.
* 비만 & 스트레스 관리가 중요합니다.

가려움증

가려움증의 정의와 원인

가려움증은 피부에 나타나는 불쾌한 감각으로, 긁고 싶은 충동을 유발합니다. 피부질환, 알레르기, 곤충 물림, 건조함 등 다양한 원인으로 발생할 수 있습니다.

피부 자극, 염증, 알레르기 반응, 곤충 물림, 건조함, 감염, 신경 손상 등 다양한 요인이 원인으로 작용합니다.

특정 질환, 약물 부작용, 스트레스, 영양 결핍 등도 원인이 될 수 있습니다.

대표적인 피부질환과 가려움증

- 습진

피부 건조와 염증을 특징으로 하는 만성 피부질환으로 가려움증, 홍반, 껍질 벗겨짐 등이 나타납니다.

- 건선

피부 세포의 비정상적인 성장으로 인해 두꺼운 붉은색 인설이 생기는 만성 피부질환으로 가려움증을 동반합니다.

- 두드러기

알레르기 반응이나 감염으로 인해 피부에 팽진, 붉은 반점, 가려움증 등이 나타나는 알레르기성 피부 반응입니다.

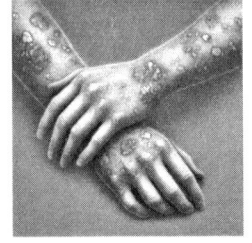

성인 아토피

영수50체질과 회복 음식

"비장"의 에너지가 실해서 생긴 경우 아토피가 많습니다.
- 토(土) 관련 太過/ 水, 木 不及 등

비장의 에너지가 실한데 비장의 기운을 올려 주는 소고기 등 노란색 관련 음식을 섭생하는 경우가 많았습니다.

1. 비장 관련 에너지 기운이 있는 노란색 음식을 삼가야 합니다.
2. 빙과류·과자 등은 물론 단맛이 나는 음식을 삼가야 합니다.
3. 초록색 음식, 검은색 음식을 주로 섭생하면 크게 도움이 됩니다.

point. 문제가 되는 음식은 반드시 무조건 차단해야 한다. 체질에 맞는 단백질 섭생이 매우 중요하다(예. 흑두, 녹두).

아토피피부염[1]

1. 개념: 아토피피부염은 유전적인 알레르기 반응에 의해 피부에 염증이 생겨 오랜 시간 지속되는 피부질환입니다.
2. 증상: 아토피피부염이 생긴 피부 부위에는 심한 가려움증, 붉은 반점, 물집, 부종, 진물, 딱지 등이 나타날 수 있습니다. 가려움증 때문에 피부를 반복적으로 긁게 되면 습진이 생겨 가려움증이 더 심해지기도 하며, 시간이 지남에 따라 피부가 거칠고 두꺼워지며 피부색이 짙어질 수 있습니다.

---

1) 국가 건강 정보 포털

건선

영수50체질과 회복 음식

  피부가 붉어지는 증상인 홍반과 하얀 각질이 일어나는 증상인 인설이 주 증상이며, 두꺼워진 피부에 홍반과 인설이 같이 있는 특징적인 모양을 가집니다. 주로 팔꿈치, 무릎, 엉덩이, 두피 등 자극을 많이 받는 부위에 발생합니다. 물방울, 판상, 농포성, 박탈성 건선, 건선 관절염 등 다양한 임상 양상을 보입니다. 호전과 악화를 반복하며, 증상이 심한 일부의 환자는 지속적인 병원 치료를 요하는 만성 피부질환입니다. 최근 건선의 원인이 면역 이상으로 밝혀지면서 피부에만 병이 있는 것이 아니라 건선 관절염을 동반하기도 하며 대사증후군, 급성 심근경색, 뇌졸중과 같은 심혈관계 질환의 발병 확률이 일반인보다 높다는 사실이 잘 알려져 있습니다.[2]

성인 및 청년 건선 피부질환 회복을 위한 제안

  "폐장"의 에너지가 실해서 생긴 경우

  - 금(金) 관련 太過

  폐장의 에너지가 실한데 폐장의 기운을 올려 주는 닭고기, 오징어 등 흰색 음식을 섭생하는 경우가 많았습니다.

  1. 폐장 관련 에너지 기운이 있는 흰색 음식을 삼가야 합니다.
  2. 매운맛이 나는 음식들도 삼가야 합니다.
  3. 초록색 음식과 빨간색 음식을 주로 섭생하면 크게 도움.
  4. 5색 음식을 체질에 맞추어 섭생하면서 샤워 후 바디로션을 사용한다.

---

[2] 국가 건강 정보 포털

전립선 비대증

전립선비대증의 원인과 증상

나이가 들면서 전립선이 커지는 현상으로, 정확한 원인은 불분명하지만, 남성 호르몬, 유전적 요인, 생활 습관 등이 복합적으로 작용하는 것으로 알려져 있습니다. 소변을 볼 때 빈번하게 화장실에 가거나, 소변이 끊어지거나, 소변 줄기가 약해지는 등의 배뇨 증상이 나타날 수 있습니다. 또한, 밤에 소변을 보러 자주 일어나는 야뇨증이 발생할 수 있습니다.

- 약물 치료의 효과와 부작용

1. 알파 차단제: 요도 근육을 이완시켜 소변 흐름을 원활하게 합니다. 효과가 빠르지만, 어지러움, 두통, 기립성 저혈압 등의 부작용이 나타날 수 있습니다.

2. 5-알파 환원효소 억제제: 전립선의 크기를 줄여 배뇨 증상을 완화합니다.

- 수술 치료의 장단점

장점: 약물 치료에 효과가 없는 경우, 증상을 효과적으로 개선할 수 있습니다.

단점: 수술 후 출혈, 감염, 요실금, 성기능 장애 등의 합병증 발생 가능성이 있습니다.

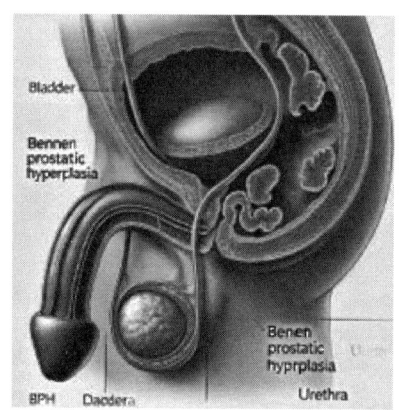

전립선 비대증의 회복

"신장"의 에너지가 실해서 생긴 경우입니다.
- 수(水) 관련 太過/ 火, 土 不及 등

신장의 에너지가 실한데 신장의 기운을 올려 주는 돼지고기 등 검은색 관련 음식을 많이 섭생하는 경우 발생합니다.

1. 돼지고기, 흑염소, 추어탕, 검은콩 등 검은색 음식을 삼가야 합니다.
2. 짠 음식이 많이 들어와도 이것 또한 과해서 전립선에 문제가 생깁니다.
3. 빨간색 음식과 노란색 음식을 주로 해서 섭생하면 크게 도움이 될 수 있습니다.
4. 단 음식이 도움이 됩니다(일시적 음용).
5. 체질 개선을 먼저 하거나 파우치 회복 음식을 함께하면 회복이 쉽게 됩니다.

point. 문제가 되는 음식은 반드시 무조건적으로 차단해야 합니다.
　　　체질에 맞는 단백질 섭생이 매우 중요합니다.
　　　검은색의 단백질이 전립선에 문제를 일으킵니다.

전립선염

전립선에 염증이 생기는 병으로, 성인 남성에서는 50%가 평생 동안 한 번은 전립선염 증상을 경험한다고 할 정도로 흔한 질환입니다.

- 증상

가장 흔히 호소하는 증상은 회음부의 불쾌감으로 가벼운 불쾌감에서 심한 작열감 및 압박감, 통증까지 다양하게 나타납니다.

전신무력감, 피로, 빈뇨, 배뇨곤란, 긴박뇨, 잔뇨감, 야간뇨, 요도구 끝의 통증이나 불쾌감, 사정 시의 통증이나 이상 분비물, 발기부전이나 조루 등이 나타날 수 있습니다. 과음, 과로, 스트레스, 과격한 성생활, 장거리 운전, 장시간 앉아서 일을 한 후에는 증상이 악화될 수 있습니다. 기타 증상으로는 팔다리 저림, 허리 통증 등의 이상을 보이기도 합니다.

1. 1차적으로 체질을 확인합니다. - 영수50체질
2. 질병과 체질에 따라서 식단을 짜고 섭생하면 됩니다.
3. 빨간 음식과 노란 음식을 주로 섭취합니다.
4. 검은색 음식과 짠맛을 차단해야 합니다.
5. 가능하면 무조건으로 체질 개선을 먼저 시작하도록 합니다.

point. 문제가 되는 음식은 반드시 무조건 일시 차단해야 합니다. 단백질, 지방 섭생이 매우 중요합니다(어류, 콩류, 견과류 등). 칼슘과 함께 해바라기씨를 매일 소량 섭취합니다.

류마티스 관절

류마티스는 만성 염증성 질환으로 뼈, 연골, 인대, 근육 등을 손상시킬 수 있는 자가면역 질환입니다.

- 류마티스 관절의 증상

류마티스 관절은 다양한 증상을 유발할 수 있으며, 흔한 증상은 관절의 통증과 뻣뻣함입니다. 또한, 관절 부위의 부종, 열감, 움직임 제한 등이 나타날 수 있습니다.

1. 관절 통증: 특히 아침에 심하고 활동 후 악화될 수 있습니다.
2. 관절 뻣뻣함: 아침에 심하며, 움직이면 점차 사라지는 경향이 있습니다.
3. 관절 부종: 염증으로 인해 관절 주변 조직이 붓고 붓는 증상이 나타납니다.

합병증 예방

류마티스 관절은 제때 치료하지 않으면 관절 손상, 장애, 심혈관 질환 등 다양한 합병증을 유발할 수 있습니다. 따라서 초기 진단과 적극적인 치료가 중요합니다.

1. 관절 손상
2. 장애
3. 심혈관 질환

류마티스 관절의 회복과 영수50체질

"폐장"의 에너지가 실해서 생긴 경우가 90%입니다.

- 금(金) 관련 太過/ 木, 火 不及 등

폐장의 에너지가 실한데 폐장의 기운을 올려 주는 닭고기, 오징어 등 흰색 관련 음식을 과히 섭생하는 경우가 많았습니다.

대부분 몸이 차다. → 손발이 차다. 아랫배가 차다.
1. 닭고기, 갈치, 감자 등 흰색 음식을 삼가야 합니다.
2. 돼지고기 등 검은색의 음식도 일시 삼가는 것이 좋습니다.
3. 짜고 매운 음식이 많으면 관절에 문제가 생길 수 있습니다.
4. 초록색 음식과 빨간색 음식을 주로 섭생하면 크게 도움이 됩니다.
5. 체질 개선을 먼저 하거나 파우치 회복 음식을 섭취하면 회복됩니다.

point. 문제가 되는 음식은 반드시 무조건 일시 차단해야 합니다. 자기 체질의 단백질 섭생이 매우 중요합니다. 차가운 물은 물론 차가운 환경을 무조건 피해야 합니다.

* 류마티스 관절은 만성 염증성 질환으로 조기 진단과 치료가 중요하다. 본인 체질에 맞는 건강한 식습관, 간편한 운동 스트레스 관리 등 생활 관리를 통해 증상 악화를 예방하고 삶의 질을 향상시킬 수 있습니다.
* 적극적인 치료: 체질 식사를 하면서 벌침을 병행하면 좋습니다.

류마티스 관절

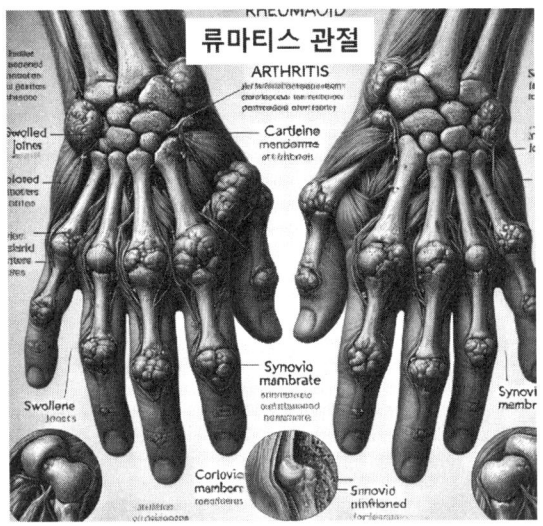

퇴행성 관절

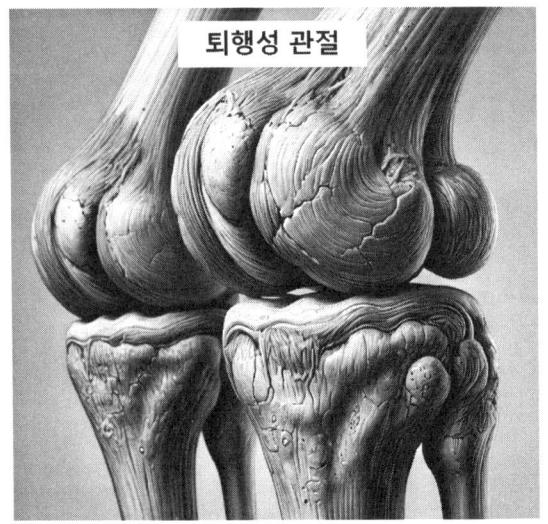

퇴행성 관절

퇴행성 관절의 회복과 영수50체질

"비장"의 에너지가 실해서 생긴 경우가 90%입니다.
 - 토(土) 관련 太過/ 木, 水 不及 등
비장의 에너지가 실한데 비장의 기운을 올려 주는 소고기, 우유 등 노란색 관련 음식을 많이 섭생하는 경우가 많았습니다.

대부분 뜨겁습니다(열이 나서 윤활류가 줄어들었다).
1. 노란색 음식, 빨간색의 음식은 일시 삼가는 것이 좋습니다.
2. 쓰고 단 음식이 많이 들어와도 문제가 생길 수 있습니다.
3. 초록색 음식과 검은색 음식을 주로 해서 섭생하면 크게 도움이 됩니다.
4. 체질 개선을 먼저 하거나 파우치 회복 음식을 섭취하면 회복됩니다.

point. 문제가 되는 음식은 반드시 무조건 일시 차단해야 한다.
　　　 체질에 맞는 단백질 섭생이 매우 중요하다.
　　　 우유는 골다공증을 유발하고 뼈를 약하게 한다.
　　　 쓴맛의 음식은 열이 나게 한다. 퇴행성 관절에 안 좋다.

* 원인: 퇴행성관절염의 가장 흔한 원인은 노화로 인한 연골의 자연스러운 마모입니다. 그러나 비만, 외상, 유전적 요인, 과도한 사용 등도 퇴행성관절염의 위험을 증가시키는 요인으로 알려져 있습니다.

단백질의 중요성

단백질 섭취의 중요성

　단백질은 우리 몸에서 가장 중요한 영양소 중 하나로, 신체의 기본 구조를 이루고 생명 유지에 필수적인 역할을 합니다. 특히 단백질은 근육, 피부, 장기, 호르몬, 효소 등 생체 조직의 구성 성분으로, 건강 유지와 회복에 중요한 기여를 합니다.

단백질의 주요 역할

　1. 근육 생성과 유지: 단백질은 근육 조직의 재건에 필요합니다. 특히 노년층이나 운동 후에는 단백질이 근육 손실을 예방하고, 신체 회복을 돕습니다.

　2. 면역력 강화: 항체와 같은 면역 단백질은 체내에서 감염 및 질병으로부터 보호하는 데 중요한 역할을 합니다.

　3. 호르몬과 효소 생산: 단백질은 호르몬과 효소의 주요 구성 요소로, 신체 대사와 생리작용 조절에 필수적입니다.

　4. 조직과 세포 복구: 상처 치유나 손상된 조직 복구에도 단백질이 필수입니다.

* 수면 중에도 근육 재생이 이루어지므로, 저녁 식사에 적당량의 단백질을 포함하는 것이 중요합니다. 필요 이상으로 단백질을 섭취하면 신장에 부담을 줄 수 있으므로, 내 체질과 장기에 맞는 적정량을 유지하세요.

적혈구와 단백질

영수50체질

적혈구는 혈액의 약 50%를 차지하는 세포로, 산소를 운반하는 역할을 합니다. 수명은 120일입니다.

매일 간과 비장에서 4~5만 개가 파괴되고 보충됩니다.

적혈구는 흰색 단백질 음식이 포인트입니다.

적혈구 증가증·감소증

적혈구 수가 감소(남성에서 350만 개/µL이하, 여성에서 300만 개/µL이하)하면 산소의 운반 능력이 떨어져 산소 결핍 상태로 되어 빈혈을 초래, 극단적인 경우에는 생명이 위험한 경우도 있습니다. 반대로 적혈구 수가 증가(50만 개/µL를 초과하는 상태 즉, 다혈증)할 경우에는 혈액이 농축되어 혈액 순환이 나빠지고 혈관이 막히기 쉽습니다.

1. 금(金)의 에너지가 실한 사람은 적혈구가 충분히 있습니다.
2. 지나친 흰색 음식의 섭생은 적혈구 과다증이 올 수 있습니다.
3. 반대로 부족하면 산소결핍으로 빈혈을 초래할 수 있습니다.
- 흰색 음식을 섭생하면 빈혈에 크게 도움이 됩니다.
- 체질 개선을 하거나 파우치 회복 음식을 함께하면 회복됩니다.

point. 문제가 되는 음식은 반드시 무조건 일시 차단해야 합니다. 빈혈은 단백질의 차단과 섭생이 매우 중요합니다. 해바라기씨를 함께 자주 섭취하는 것도 매우 좋습니다. 방사능·농약 등의 염려에는 흰색 음식이 매우 좋습니다. 빈혈의 진단을 위해 실시합니다.

백혈구와 단백질

영수50체질

　백혈구는 감염성 유기체와 이물질에 대응하는 신체 방어(면역계)에 중요한 역할을 하는 세포입니다. 혈액 속 백혈구 수는 성인의 경우 1L당 약 $4.5~11.0 \times 10^9$개입니다.

　백혈구는 총 혈액량의 1% 이하를 차지하며, 혈액 내에서 유일하게 핵과 세포기관을 가진 완전한 세포입니다.
　골수 내 조혈모 세포에서 생성되며 성숙되면 혈액 중으로 방출되어 감염이나 외부물질에 대항하여 신체를 보호하는 면역 기능을 수행하는 다섯 가지 세포로 구성되어 있습니다.

　빨간색 음식(단백질)이 백혈구를 생성합니다.
　백혈구 수치가 낮다면 감염에 취약하고 쇠약감과 피로를 느낍니다. 3,000 이하이면 매우 중한 상태입니다.

　화(火)의 에너지가 실한 사람들은 백혈구가 충분히 있습니다.
　지나친 빨간색 음식의 섭생은 백혈병이 올 수 있습니다.
　즉 보약이라고 알려진 녹용, 홍삼이 화(火)에너지가 많은 사람에게 치명적인 음식이 될 수도 있는 것입니다.

* 영수50체질의 체질 개선을 하거나 파우치 회복 음식을 함께하면 충분히 회복됩니다.

point. 문제가 되는 음식은 반드시 무조건 일시 차단해야 합니다. 백혈구 수치가 부족하면 빨간색 단백질 섭생이 좋습니다. 아마인을 함께 자주 섭취하는 것도 매우 좋습니다.

혈소판 감소증

영수50체질과 회복 음식

노란색 음식(단백질)이 혈소판을 생성합니다.
1. 토(土)의 에너지가 허한 사람들은 혈소판이 부족합니다.
2. 코로나19 백신을 맞은 사람 중에 혈소판 부족한 사람이 많습니다.
3. 금(金)이나 수(水) 관련 太過 체질들은 노란색 음식을 가까이해야 하는데 소고기, 노란 콩 등의 단백질이 절대 필요합니다.

* 체질 개선을 하거나 파우치 회복 음식을 함께하면 회복됩니다. 손발이 차면 혈소판을 생성하는 데 어려움이 있습니다. 신맛이나 짠맛은 혈소판 생성에 어려움을 매우 초래합니다.

point. 문제가 되는 음식은 반드시 무조건 일시 차단해야 합니다. 혈소판이 부족하면 노란색 단백질 섭생이 좋습니다. 노란색 견과류를 함께 자주 섭취하는 것도 매우 좋습니다.

- 혈소판은 손상된 혈관 벽에 붙거나 혈소판끼리 서로 엉겨 붙으면서 혈액 응고를 일으켜 혈액을 멎도록 해 줍니다. 성인의 경우 혈액 1마이크로 리터 안에 약 15~40만 개의 혈소판이 있습니다. 뼈 골수에서 생성됩니다.
- 혈소판 감소증은 혈액 내 혈소판 수 감소를 의미하며, 이는 출혈 위험을 증가시킵니다. 혈소판 감소증은 골수에서 생성되는 혈소판 수가 너무 적거나 지나치게 많은 혈소판이 파괴되거나 비대해진 비장 내에 축적될 때 발생합니다.

혈소판 증가증

영수50체질과 회복 음식

노란색 음식(단백질)이 혈소판을 생성합니다.
1. 토(土)의 에너지가 실한 사람들은 혈소판이 충분히 있습니다.
2. 토(土) 관련 太過 체질들은 노란색 음식을 멀리해야 합니다.
3. 검은색, 초록색 계열의 단백질이 절대적으로 필요합니다.
4. 췌장·비장의 에너지가 강한 사람들이 혈소판 증가 증세가 있습니다.

* 체질 개선을 하거나 파우치 회복 음식을 함께하면 회복됩니다. 신맛이나 짠맛의 음식 섭생은 혈소판 증가증에 도움이 됩니다. 몸이 뜨겁고 열이 나면서 조급함이 생깁니다. 혈소판은 증가되면 서서히 내려옵니다.

point. 문제가 되는 음식은 반드시 무조건 일시 차단해야 합니다. 혈소판이 증가하면 노란색 섭생을 하지 말아야 합니다. 혈소판과 백혈구는 같이 올라가고 같이 내려옵니다.

혈소판 증가증의 증상은 다음과 같습니다.
무증상/ 두통/ 시각장애/ 비전형적 흉통/ 혈전증/ 출혈
손과 발이 화끈거리고, 빨개지거나 색이 변하며, 저리고, 손가락 끝이 차가울 수 있습니다.
혈액검사로 진단을 내리지만 경우에 따라 골수 생검이 필요할 수도 있습니다. 특발성 혈소판 증가증의 경우, 임상적으로는 진단 당시 환자의 약 50%는 무증상이며, 일반적인 검진에서 우연히 발견되는 경우가 많습니다.

단백질과 영수50체질

단백질은 양질의 수소가 가장 많습니다. 사람은 매일매일 단백질을 섭취해야만 합니다. 단백질은 호르몬을 만들고 항체(면역물질)을 만듭니다. 근육과 뼈, 피부, 머리카락 등을 구성하며 대사과정을 조절하는 호르몬을 만듭니다. 신경전달 물질의 주성분으로 꼭 필요한 영양소입니다.

단백질 섭취의 중요성과 올바른 섭생법
반드시 본인한테 필요한 단백질만이 보약이 될 수 있습니다.
체질과 음식 특히 단백질의 조화가 텔로미어를 늘립니다.
본인의 잉태 시기의 체질을 바로 알고 단백질을 섭취합니다.

식물성 단백질
콩, 견과류, 곡물 등에 함유되어 있습니다.

동물성 단백질
고기, 생선, 계란, 유제품 등에 함유.

필수 아미노산 함량
동물성 단백질은 모든 필수 아미노산을 함유하고 있습니다.
식물성 단백질은 모든 필수 아미노산을 함유하지 않을 수 있습니다.

point. 본인 잉태 시기의 체질에 딱 맞는 단백질을 섭취합니다. 잘못 먹은 단백질은 불량 세포를 만들어 질병을 일으킬 수 있습니다.

부정맥

부정맥의 회복과 영수50체질

"심장"의 에너지가 허해서 생긴 경우가 대부분입니다.
- 수(水) 금(金) 관련 太過/ 화(火) 不及 등
심장의 에너지가 허한데 동방결절의 기운도 약합니다.
흰색, 검은색 관련 음식을 섭생하는 경우가 많았습니다.
대부분 차가운 체질 사람들이 많습니다.

1. 양고기, 팥, 딸기 등 빨간색 음식을 주로 섭생해야 합니다.
2. 흰색, 검은색의 음식들은 일시 삼가는 것이 좋습니다.
3. 맵고 짠 음식이 많이 들어와도 문제가 생길 수 있습니다.
4. 체질에 따라서 노란색이나 초록색을 병행하여 섭생합니다.

point. 문제가 되는 음식은 반드시 무조건 일시 차단해야 합니다. 체질에 맞는 단백질 섭생이 매우 중요합니다. 무조건 몸을 따뜻하게 유지해야 합니다.

* 심장기능이 저혈압으로 흰색을 섭생해도 부정맥이 올 수 있습니다.

부정맥의 종류와 증상

1. 심방세동: 가장 흔한 부정맥으로 심방이 빠르고 불규칙적으로 떨리는 상태입니다.
2. 심실세동: 심실이 빠르고 불규칙적으로 떨리는 심각한 부정맥입니다.
3. 심방 flutter: 심방이 심실세동처럼 완전히 불규칙하지 않은 상태입니다.

이명

이명의 영수50체질과 회복 음식

외부에서의 소리 자극 없이 귓속 또는 머릿속에서 들리는 이상 음감을 말합니다. 외부에서의 소리 자극 없이 귓속 또는 머릿속에서 감각하는 이상 음감입니다.

난청

잘 들리지 않는 증상입니다. 난청은 질환의 이름이라기보다는 소리를 듣는 것에 어려움이 있는 증상 그 자체를 말하고 난청을 일으키는 매우 다양한 원인들과 분류가 있습니다.

> **간장과 심장의 문제/ 심장과 비장의 문제**
> 칼슘 부족, 검은색 에너지가 부족합니다.
> 정좌하고 도리도리를 합니다.

회복 음식 - 체질에 따라 다르다

1. 검은색 음식을 주로 섭생해야 합니다.
2. 빨간색의 음식들은 일시 삼가는 것이 좋습니다.
3. 맵고 짠 음식이 들어오면 대체로 좋습니다.
4. 체질에 따라서 녹색 음식 또는 신맛 음식도 차단합니다.
5. 노란색 음식과 단맛의 음식도 병행하여 차단합니다.

6. 각자의 체질에 맞는 체질 개선을 먼저 하면 더 좋습니다.

7. 파우치 회복 음식을 병행하면 빠른 회복에 도움이 됩니다.

point. 문제가 되는 음식은 반드시 무조건 일시 차단해야 합니다. 체질에 부합되는 단백질 섭생이 매우 중요합니다. 무조건 몸을 따뜻하게 유지해야 합니다.

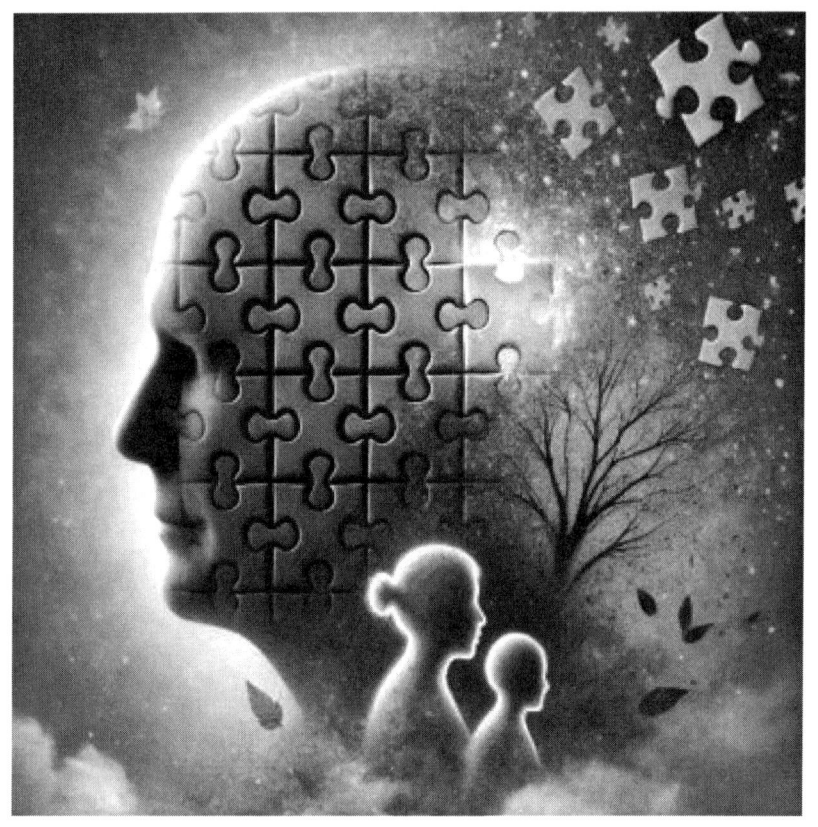

치매의 위험 요인

1. 연령: 나이가 들수록 위험 증가
2. 유전적 요인: 가족력
3. 심혈관 질환: 고혈압, 당뇨, 비만
4. 생활습관: 흡연, 과도한 음주, 신체 활동 부족
5. 두뇌 활동 부족: 학습과 사회적 활동 부족
6. 잘못된 식습관: 체질에 맞는 음식을 섭취해야 합니다.

치매와 알츠하이머

치매와 알츠하이머의 영수50체질과 회복 음식

치매는 뇌의 온도가 떨어진 것입니다.
(알츠하이머. 혈관성 치매 등)

잘 걸리는 사람
1. 비장과 폐 에너지가 높은 사람
2. 노란색 음식 & 흰색 음식을 많이 먹는 사람(알츠하이머)
3. 단맛과 매운맛은 뇌 혈류를 부드럽게 하지 못합니다.

현상
1. 뒷머리, 어깨가 자주 뭉칩니다. 기억력이 떨어집니다.
2. 두피가 물렁해집니다. 뇌가 차갑고 머리가 아픕니다.

예방 및 회복의 방법
1. 초록색 음식, 빨간색 음식을 주로 섭생합니다.
2. 초록색 음식은 신경을 예민하고 건강하게 합니다.
3. 초록색 음식은 도파민의 원료이고 빨간색 단백질은 세로토닌의 원료입니다.
4. 흰색 음식, 노란색 음식을 멀리합니다.
5. 머리를 가볍게 두드리면서 마사지를 합니다.
6. 어깨와 머리 아랫부분 뭉친 것을 풀어 줍니다.
7. 봉침(벌침)도 하나의 방법입니다.

Tip) 콜레스테롤 높다고 치료약을 먹으면 치매가 올 수 있습니다.
　　콜레스테롤 억지로 낮추면(약물) 부작용 치매가 옵니다.

뇌혈관 장벽(Blood-brain barrier, BBB)

뇌를 보호하기 위해 뇌혈관의 검문소를 통해 바이러스 등이 뇌로 들어가지 못하게 막는 구조입니다. 뇌혈관 장벽은 뇌세포를 둘러싸고 있으며, 뇌의 항상성을 조절하는 역할을 합니다. 뇌혈관장벽이 망가지면 외부 독성물질, 말초 염증세포들이 뇌 조직으로 침투하여 신경세포의 손상을 유발하고 결국은 뇌의 기능에 문제가 생깁니다.

뇌혈관 장벽의 특징은 다음과 같습니다.
1. 뇌 모세혈관의 내피세포가 주변 세포와 밀착 연접한 구조로 이온, 분자, 병원체 등의 물질 이동을 엄격하게 제어합니다.
2. 뇌로 가는 바이러스의 통과를 차단합니다.
3. 뇌에 혈액 속의 영양분을 공급합니다.

> **뇌혈관 장벽의 중요성**
> 뇌는 다른 신체 기관보다 민감하고 복잡한 환경을 필요로 하므로, 외부 자극과 물질로부터 보호가 필수적입니다. 장벽이 정상적으로 작동하지 않으면 다음과 같은 문제가 발생할 수 있습니다.
> : 독성 물질이나 병원균 침투. 신경 염증 증가.
> : 뇌 기능 손상과 질병(알츠하이머, 다발성 경화증, 파킨슨병 등)

- 면역력이 약해졌다는 것은 뇌가 포도당이 부족하다는 것입니다.
- 백혈구가 부족해도 당뇨병이 올 수 있습니다.
- 결국은 나의 체질에 맞는 단백질의 섭생이 중요합니다.

당뇨병

당뇨병의 회복과 영수50체질

"당뇨"는 특수 바이러스입니다. 췌장뿐만 아니라 **모든 체질에서 나타납니다.** 면역력이 흐트러져서 뇌혈관장벽의 차단으로 뇌에 포도당이 부족하고 몸에는 단백뇨가 넘치고 있다는 증거입니다.

예를 들어
1. "간"의 에너지가 높은 체질인데 소고기를 먹으면 좋으나 지나치면 당뇨가 옵니다. 혈압, 아토피 등이 올 수 있습니다.
2. "간"의 에너지가 높은 체질인데 초록색 관련 음식이 지나치게 들어오면 당뇨병과 고혈압, 간염, 위염 등을 발병시킵니다.

당뇨는 췌장에서 인슐린 호르몬의 문제만은 아니라는 것입니다. 내재하고 있던 당뇨 바이러스는 면역력이 흐트러지면 언제든지 발병할 수 있습니다. 결국은 음식의 섭생문제입니다.

가장 먼저 체질을 정확히 파악해야 합니다(AI 영수50체질).
체질 개선 프로그램으로 체질을 개선하는 것이 회복의 지름길입니다. 차선으로 식단을 바꾸고 3개월 정도 회복 음식을 집중 섭취하면 좋습니다.
당뇨는 충분히 회복이 가능한데 미리 포기하지 말아야 합니다.
체질과 정도 및 환경에 따라 다르지만 몇 개월에서 1년이면 충분히 당뇨에서 벗어나 건강하고 행복한 생활이 가능합니다.
체질 개선을 먼저 하거나 파우치 회복 음식을 섭취하면 회복됩니다.

고혈압

식체가 원인? 영수50체질과 회복 음식

고혈압은 혈압이 지속적으로 정상보다 높은 경우입니다.

고혈압 - 수축기 혈압 140mmHg 이상 & 확장기 혈압 90mmHg 이상 → 정상 혈압은 수축기 혈압이 130mmHg 미만이고, 확장기 혈압이 85mmHg 미만인 경우

고혈압은 혈액이 혈관을 순환할 때 심장이 더 많은 일을 하게 합니다.

원인

대부분 식체에서 옵니다. 폐 기운이 실해도 잘 체합니다.

급히 먹어서 체하는 경우가 있습니다.

비장이 실하고 위가 허해도 잘 체합니다.

내 장기(세포)가 원하지 않은 음식이 나를 체하게 합니다.

이것은 태아가 산모에게 입덧을 하게 만드는 원리와도 같습니다. 위장에 혈류과정에서 압이 걸려 위로 올라가는 총경동맥과 추골동맥의 밸런스가 무너지고 혈압이 급상승하게 됩니다. 위체의 식체를 결코 가벼이 여기면 큰일 납니다.

고혈압과 뇌출혈·뇌졸증의 시작입니다.

- 사혈

반드시 사혈을 해 줄 것을 권고합니다(그림 참조). 속이 불편하면 사혈합니다. 검은 점이 보이는 3곳을 모두 사혈합니다. 왼손 오른손 양손을 모두

해 주어야 합니다.

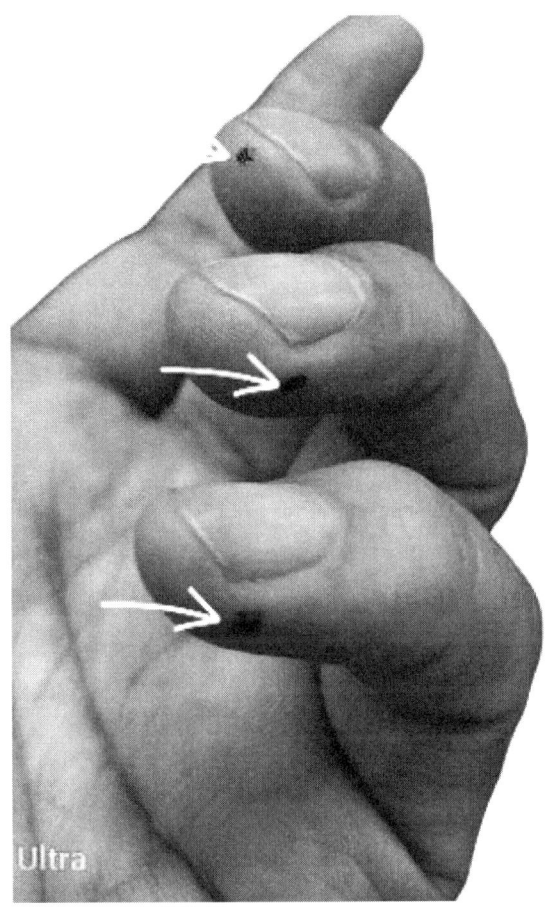

소화불량

식체의 영수50체질과 회복 음식 1

    소화기관의 기능장애와 관련하여 주로 상복부 중앙에 소화 장애 증세가 있는 경우를 말합니다. 한 가지 증상만 일컫는 것이 아니며, 식후 포만감, 조기 만복감, 상복부 팽만감, 구역(또는 오심), 명치 통증, 속 쓰림 등의 여러 증상을 포함합니다. 동반 질환으로는 위식도 역류·기능성 소화불량·과민성 대장증후군 등이 있습니다.

* 건강 포인트: 위장은 단순 소화기관이 아닙니다. 위장의 건강은 모든 질병의 예방입니다. 예) 토(土) 太過: 토토태과, 토화태과, 금토태과 등의 체질. – 점심식사로 갈비탕을 먹었다. 이 체질은 소고기가 토(비/위) 관련 음식이니 체질상 잘 먹어야 본전입니다. 이 경우 식체 또는 소화불량·두통·어지럼증이 있을 수 있습니다. 비장/ 폐장/ 방광에 문제를 일으킬 수 있습니다. 체하는 것을 그냥 두면 여러 질병의 시작입니다. 특히 고혈압과 중풍의 시작점입니다. 가급적 빨리 사혈을 해 주는 것이 가장 좋습니다.
* 위의 예는 특히 사혈과 동시에 저녁 식사로 초록색과 검은색의 음식이 회복을 할 수 있는 음식입니다.

식체의 영수50체질과 회복 음식 2

* 건강 포인트: 위장은 단순 소화기관이 아닙니다.
  위장의 건강은 모든 질병의 예방입니다.

예) 목(木) 太過 – 토금불급·목화태과·목수태과 등의 체질 – 점심식사로 간고등어를 먹었다. 이 체질은 고등어가 목(간/담) 관련 음식이니 체질상 잘 먹어야 본전입니다. 이 경우 식체 또는 소화불량·생목이 올라오고 두통·어지럼증이 있을 수 있습니다. 혈액의 압력이 머리로 올라가기 시작합니다. 총경동맥과 추골동맥의 밸런스가 무너지고 뇌에서 혈액이 충돌하면 뇌출혈·뇌졸증 등이 발생할 수 있습니다. 모세혈관 출혈로 막히면 뇌경색입니다. 이렇게 무서운 것이 식체입니다. 신장염, 신부전증을 일으킬 수 있습니다. 체하는 것을 그냥 두면 여러 질병의 시작입니다. 특히 고혈압과 중풍의 시작점입니다. 가급적 빨리 사혈을 해 주는 것이 가장 좋습니다.

* 위의 예는 특히 사혈과 동시에 저녁 식사로 흰색과 노란색의 음식이 회복을 할 수 있는 음식입니다.

중풍

중풍 - 시작은 식체에서 시작한다

중풍은 뇌혈관에 문제가 생겨 뇌가 손상되어 나타나는 신경학적 증상을 말하며, 뇌졸중이라고도 합니다. 뇌혈관이 막히는 뇌경색과 혈관이 터지는 뇌출혈로 구분되며, 뇌경색이 80%, 뇌출혈이 20% 정도의 발생 빈도를 보입니다.

급체로 인해

1. 위 때문에 심장에서 피를 신장으로 밀어 내지 못하면 혈압이 상승하고 심장병이나 신부전증을 일으킵니다.
2. 위의 압력으로 뇌로 올라가는 동맥의 혈류 압의 급상승은 뇌졸중, 뇌출혈, 뇌경색을 일으킬 수 있습니다.

- 원인

1. 폐 기운이 실해도 잘 체합니다.
2. 급히 먹어서 체하는 경우가 있습니다.
3. 비장이 실하고 위가 허해도 잘 체합니다.
4. 내 세포가 원하지 않은 음식이 나를 체하게 합니다.
5. 태아가 산모에게 입덧을 하게 만드는 원리와도 같습니다.

중풍의 증상

1. 한쪽 팔이나 다리, 얼굴에 갑자기 힘이 없습니다.

2. 한쪽 팔, 다리가 갑자기 저리거나, 아프고 감각이 무딥니다.
3. 말(발음)이 갑자기 이상해집니다.
4. 갑자기 음식 삼키기가 힘들고 머리가 심하게 아픕니다.
5. 갑자기 어지러운 증상이 1분 그 이상 지속됩니다.

지방간

지방간의 영수50체질과 회복 음식

간은 70% 이상 손상되어도 통증이나 별다른 자각 증상 없이 진행이 되기 때문에 잘 모르고 방치해 두는 경우가 많습니다.

충격적인 사실은 현재 우리나라 국민 3명 중 1명이 지방간 상태라는 사실입니다. 지방간을 조기에 치료해야 하는 중요한 이유는 지방간염에서 간경화 또는 간암으로 진행될 확률이 높기 때문입니다. 간에 염증이 생기면 간이 딱딱해지는 간경화로 진행되는데 간경화도 심각하지만 이 중 5% 정도는 간암으로 진행된다는 사실이 더욱 심각합니다. 그러므로 지방간인 상태에서 최대한 치료에 힘써 회복하도록 하는 것이 매우 중요합니다.

알코올성

음주(해독되면서 당분과 독소 등으로 인해 지방간)

비(非)알코올성

원인은 과일 후식입니다. 언제부터인가 후식으로 과일을 먹습니다. 과일은 소화 효소(특히 비장 실한 사람은 피해야 합니다.)를 가지고 있습니다.

1. 신맛이 나는 과일은 술 먹는 원리와 같습니다.
2. 식초는 알코올과 같은 급의 고농축 신맛입니다.
3. 과일도 고농축은 아니지만 저농축의 신맛입니다.

결론: 과일은 식후 약 1시간 정도 후에 먹습니다. 마찬가지로 과일을 먹었다면 1시간이 지난 후 식사를 합니다.

* 지방간 없애려고 식초를 마시면 절대 안 됩니다.
   식초, 신맛 등은 간의 에너지를 올리는 데 최고입니다.
   간의 에너지가 높은 체질의 사람이 간 에너지 높은 음식을 섭생하면 간 관련 질병이 발병합니다.

Tip) 췌장암은 초록색 야채 등을 식초에 버무려 먹으면 참 좋습니다.

통풍

통풍의 영수50체질과 회복 음식

통풍은 갑작스럽고 심한 관절 통증을 유발하는 일종의 관절염으로 혈액 내 높은 요산의 이상(고요산혈증)으로 인해 발생합니다. 신체 내에서 축적된 요산이 신장을 통해 배설되지 않아서 발생하게 되는 것이죠.

'통풍'은 왜 생기는 것일까요?
인체 시스템에서 무엇인가 과하기 때문입니다.
영수50체질 오색음식 분류시스템은 음식으로 해결합니다.

이 증상은 신장 에너지가 높은 체질에 많습니다.
영수50체질로 확인하고 음식을 맞추면 회복이 잘됩니다.

수목태과·수금태과·화토불급 등의 체질

1. 돼지고기·흑염소·검정콩 등 검은색 음식을 일시 차단합니다.
2. 미역·파래·다시마 및 야채·과일도 검은색은 완전 차단합니다.
3. 양고기·연어·참치·팥·비트 등 빨간색 음식을 섭생합니다.
4. 소고기·메주콩·두부·콩나물 등 노란색 야채·과일을 섭생합니다.
5. 맛과 향도 매우 중요합니다.
6. 특히 통풍은 짜게 먹으면 안 됩니다.
7. 약물 없이도 음식으로 길어야 5개월이면 회복이 잘될 수 있습니다.
→ 그래서 본인 체질을 정확히 아는 것이 매우 중요합니다.

- 영양, 세균검사, 내시경 등을 너무 과신 마세요.
- 내게 불필요한 영양은 오히려 질병을 만들고 키웁니다.

예) 홍삼, 녹용, 흑염소 등이 누군가에겐 독약이 될 수 있습니다.

tip) 적당한 해당 음식 특히 단백질·지방질을 섭취하여야 합니다. 항상 지나쳐서 즉 과해서 탈이 나는 것입니다. 본인의 체질에 맞는 단백질이 회복 음식입니다.

허리 디스크와 좌골신경통
– 뗄 수 없는 관계

허리 디스크와 좌골신경통은 흔히 혼동되는 용어이지만, 엄연히 다른 개념입니다. 허리 디스크(추간판 탈출증)는 척추뼈 사이에 있는 디스크(추간판)가 튀어나와 신경을 누르는 질환입니다.

반면 **좌골신경통**은 허리에서 시작하여 엉덩이와 다리 뒤쪽으로 이어지는 좌골신경이 압박되거나 자극받아 발생하는 통증을 말합니다. 즉, 좌골신경통은 질환 자체라기보다는 **증상**에 가깝습니다.

허리 디스크가 좌골신경통의 주요 원인!
좌골신경통의 가장 흔한 원인이 바로 허리 디스크입니다. 튀어나온 디스크가 좌골신경을 누르면 엉덩이, 허벅지, 종아리, 발까지 이어지는 통증, 저림, 감각 이상 등이 나타날 수 있습니다.

하지만 모든 좌골신경통이 허리 디스크 때문은 아닙니다. 척추관 협착증, 척추 전방 전위증, 이상근 증후군, 척추 종양 등 다른 질환들도 좌골신경통을 유발할 수 있습니다.

tip) 신장기능이 실하면 회복이 가능합니다. 검은색 음식과 초록색의 음식이 도움이 됩니다. 특히 콩류와 견과류를 매일 조금씩 섭취하도록 합니다. 우측 신장이 약하면 우측 좌골신경통이 있습니다. 신이 실하면서 방사가 없으면 전립선암을 유발합니다. 고관절도 신이 허해서 발병합니다(검은색 음식이 답입니다.).

갑상선의 주요 기능

1. 호르몬 분비:
- 티록신(T4): 신체 대사의 기본 속도를 조절.
- 트리요오드티로닌(T3): T4보다 더 강력하며, 대사 활성화에 중요.
- 칼시토닌: 혈중 칼슘 농도를 낮추는 역할.
2. 체내 대사 조절:
- 에너지 생성과 소비.
- 체온 유지.
- 심장 박동 및 신경 기능 조절.
3. 성장과 발달 지원:
- 어린이의 성장과 뇌 발달에 중요한 역할.

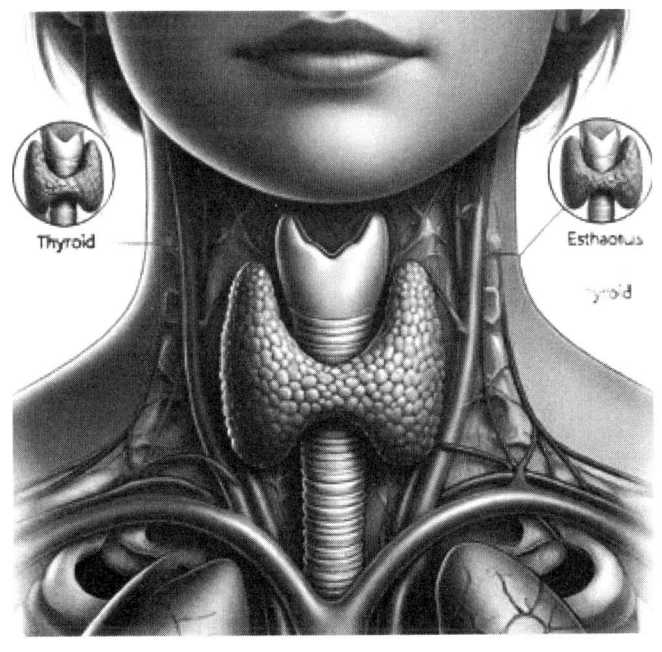

갑상샘(갑상선) 기능 항진

갑상선 기능 항진의 영수50체질과 회복 음식

갑상샘 기능 항진증 또는 갑상선 기능 항진증은 갑상샘에 의한 갑상샘 호르몬의 과도한 생산으로 인해 발생하는 질환입니다. 갑상선중독증은 원인에 관계없이 과도한 갑상샘 호르몬으로 인해 발생하여 갑상샘 기능 항진증을 보이는 질환입니다. 비장의 기능이 실하여 혈소판 증가증과 함께 갑상선 기능이 항진됩니다. 목이 붓는 것처럼 한쪽(또는 양쪽)이 부어 올라옵니다. 눈의 동공이 약간 튀어나와 보입니다.

"비장"의 에너지가 실해서 생긴 경우가 대부분입니다.
- 수(水) 금(金) 관련 太過/ 화(火) 不及 등

비장의 에너지가 실한데 노란색 음식이 과합니다. 초록색, 검은색 관련 음식을 많이 섭생해야 합니다.

노란색, 빨간색의 음식들은 일시 삼가는 것이 좋습니다. 달달하고 쓴 음식이 많이 들어와도 문제가 생길 수 있습니다. 체질 개선을 먼저 하거나 파우치 회복 음식을 섭취하면 회복됩니다.

point. 문제가 되는 음식은 반드시 무조건 일시 차단해야 합니다. 본인의 체질과 그 체질에 맞는 단백질이 필요합니다. 미역, 다시마를 먹어야 합니다(일부 의료계에서 요오드 함유로 반대).

갑상샘(갑상선) 기능 저하

갑상샘(갑상선) 기능 저하의 영수50체질과 회복음식

갑상선 기능 저하증은 갑상선이 필요한 만큼 호르몬을 생산하지 못해 발생하는 질환으로, 갑상선 호르몬이 부족해 기초 대사량이 떨어져 몸의 모든 기능이 저하됩니다. 갑상선 호르몬은 체온 유지와 신체 대사의 균형을 유지하는 데 중요한 역할을 합니다. 비장의 기능이 허하여 혈소판 저하증과 함께 갑상선 기능 저하가 됩니다.

증상

맥박이 느려지고 만성 피로로 무기력함이 생깁니다.
식욕이 없는데도 체중이 늘어나기도 합니다.
추위를 타거나 변비가 생기기도 합니다.
얼굴 표정이 둔해집니다. 목소리가 쉬고, 말이 느려집니다.
눈꺼풀이 처지고 눈과 얼굴이 붓습니다.

* 초록색, 검은색 관련 음식을 완전 차단해야 합니다.

노란색. 빨간색의 음식들은 많이 섭생하는 것이 좋습니다.
달달하고 쓴 음식이 들어와도 문제가 없습니다.
필요에 의해서 흰색 음식을 소량 먹어도 됩니다.
체질 개선을 먼저 하거나 파우치 회복 음식을 섭취하면 회복됩니다.

point. 문제가 되는 음식은 반드시 무조건 일시 차단해야 합니다. 본인의 체질에 맞는 단백질이 필요합니다.

강직성 척추염

강직성 척추염은

척추 전체가 염증으로 덮이는 것으로 매우 심한 통증을 수반합니다. 척추와 관절뿐 아니라 눈과 장기, 피부에 증상이 나타날 수 있습니다. 그래서 많은 의사들은 환자와의 상담을 통해 병력을 듣고 신체 전반에 걸쳐 증상을 재삼 확인합니다. 진단방법은 X레이를 비롯해 MRI 촬영, CT 촬영, 검사는 유전자·혈액 검사 등이 있습니다.

X레이 촬영의 경우 비용이 저렴하고 간편하다는 장점이 있지만 초기에는 질환이 발견되지 않을 수 있고 환자가 성장기 청소년이라면 뼈의 변화가 아직 명확하지 않기 때문에 잘 보이지 않는 경우도 있을 수 있습니다. 그뿐만 아니라 다른 질환과 중복될 경우 진단하기 어려우므로 이때는 MRI·CT 촬영이 더 나은 선택입니다.

한편 강직성 척추염은 특성상 활성 염증, 만성 염증의 흔적이 있는지 확인하는 게 매우 중요합니다.

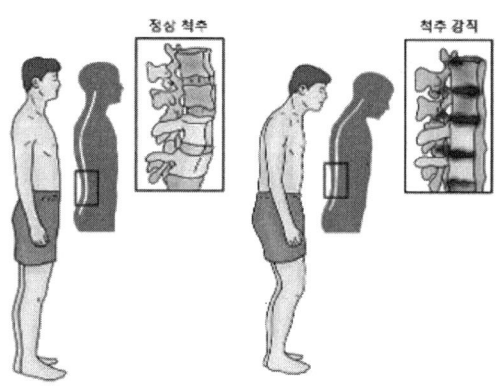

【 강직성 척추염 】

사진 출처: 서울아산병원강직성 척추염

강직성 척추염의 영수50체질과 회복 음식

　강직성 척추염은 주변 관절 및 비관절 구조물을 가변적으로 수반하는 몸통뼈대의 만성적인 염증성 질환입니다. 강직성 척추염은 혈청음성 척추관절염의 하나이며 강력한 유전적 소인이 있습니다. 척주의 관절과 골반의 천장관절에 주로 영향을 미칩니다. 심한 경우 척주가 경직되는 일이 일어날 수 있습니다.

　강직성 척추염은 척추에 염증이 생기는 것을 시작으로 점점 척추 마디가 굳어지는 류마티스 질환입니다. 단순한 근골격계 질환으로 착각하고 대수롭지 않게 여기거나, 다른 진료과를 찾으면서 치료 시기를 놓치는 경우가 많습니다. 치료 시기를 놓치면 척추 변형이 진행될 수 있고, 눈·폐·심장·장 등에 합병증이 발생할 수도 있어 빠른 대처가 필요합니다.

　닭고기/ 오리고기 단백질이 핵심 문제입니다(소장이 담당).
　흰색 음식, 검은색 관련 음식을 완전 차단해야 합니다.

　초록색, 노란색, 빨간색의 음식을 섭생하는 것이 좋습니다.
　신맛과 달달하고 쓴 음식이 들어와도 문제가 없습니다.
　벌침을 병행하는 것이 크게 도움이 됩니다.
　무조건으로 체질 개선을 먼저 시작하도록 합니다. 후에 파우치 회복 음식을 섭취하면 회복됩니다.

　point. 문제가 되는 음식은 반드시 무조건 일시 차단해야 합니다. 본인의 체질에 알맞은 단백질이 필요합니다.

대상포진

대상포진의 영수50체질과 회복 음식

수두-대상포진 바이러스가 몸속에 잠복상태로 존재하고 있다가 다시 활성화되면서 발생하는 질병입니다. 보통은 수일 사이에 피부에 발진과 특징적인 물집 형태의 병변이 나타나고 해당 부위에 통증이 동반됩니다. 대상포진은 젊은 사람에서는 드물게 나타나고 대개는 면역력이 떨어지는 60세 이상의 성인에게서 발병합니다.

인간 면역결핍바이러스(HIV) 감염 환자 또는 장기이식이나 항암치료를 받아 면역기능이 떨어진 환자에서 많이 발생하며, 이 경우에는 젊은 나이에도 발병할 수 있습니다. 대부분의 경우 병적인 증상은 피부에 국한되어 나타나지만, 면역력이 크게 떨어져 있는 환자에서는 전신에 퍼져서 사망에 이를 수도 있다.

양고기/ 연어/ 참치/ 팥 등 단백질이 핵심 문제입니다.
빨간색 관련 음식을 완전 차단해야 합니다.

검은색 음식(가물치 등)의 음식이 크게 도움이 됩니다.
매운맛과 짠맛의 음식이 들어와도 문제가 없습니다.
가급적 체질 개선을 병행 또는 먼저 시작하도록 합니다.
후에 파우치 회복 음식을 섭취하면 빠른 회복이 가능합니다.

point. 문제가 되는 음식은 반드시 무조건 일시 차단해야 합니다. 체질에 부합되는 단백질 섭생이 매우 중요합니다.

쇼그렌 증후군(유연증)

쇼그렌 증후군(유연증)의 회복 음식

　입속 쇼그렌 증후군은 인체 밖으로 액체를 분비하는 외분비샘에 림프구가 침범하여 침과 구강 건조 증상이 특징적으로 나타나는 만성 자가 면역 질환으로 40대 이상의 중년 여성에서 상대적으로 높게 발생합니다. 유연증은 침의 분비가 과도하게 나오는 병입니다. 침의 과다 분비 정도는 환자마다 차이가 있지만 치료가 잘 안되기 때문에 아주 심한 상태로 진행되는 경우가 많습니다.

- 보통 원인과 치료법을 매우 어렵게 생각하거나 모릅니다.
- 유연증은 토(土) 즉 비장의 기운이 실해서 오는 증상입니다.
- 쇼그렌 증후군은 비장의 기운이 허해서 오는 증상입니다.

* 소고기·유제품 등 노란색 단백질이 핵심 문제입니다.
* 노란색 음식, 단맛이 있는 음식이 좌우합니다.

1. 1차적으로 체질(영수50체질)을 알아야 합니다.
2. 질병과 체질에 따라서 섭생하면 회복이 됩니다.
3. 쇼그렌 증후군은 노란색 음식을 주로 섭취합니다.
4. 유연증 환자는 노란색 음식을 일시적으로 차단해야 합니다.
5. 가능하면 무조건으로 체질 개선을 먼저 시작하도록 합니다.
6. 후에 파우치 회복 음식을 섭취하면 회복이 충분히 됩니다.

point. 문제가 되는 음식은 반드시 무조건 일시 차단해야 합니다. 자신의 체질에 맞는 단백질, 지방 섭생이 매우 중요합니다.

뇌전증

뇌전증(Epilepsy)

뇌의 신경 세포에서 발생하는 비정상적인 전기 신호로 인해 반복적으로 발작이 발생하는 만성적인 신경 질환입니다. 발작은 뇌의 전기 활동이 일시적으로 과도하게 증가하거나 불규칙해지면서 나타나며, 그 결과로 의식 변화, 신체 움직임의 통제 불능, 감각 이상 등의 증상이 발생할 수 있습니다.

주요 특징

- 발작의 다양성

1. 부분 발작: 특정 뇌 부위에서 발생하며 국소적인 증상을 보입니다.

2. 전신 발작: 뇌 전체에서 동시다발적으로 발생하며 의식을 잃거나 전신 경련이 동반될 수 있습니다.

- 원인

1. 명확한 원인이 없는 경우(특발성).

2. 외상, 뇌졸중, 뇌종양, 감염, 유전적 요인 등 다양한 이유로 발병 가능.

- 증상

1. 경련(근육 수축 및 이완의 반복).

2. 갑작스러운 의식 상실.

3. 이상 감각(빛이 보이거나 이상한 냄새가 느껴짐).

4. 자동행동(목적 없이 반복적인 행동).

뇌전증의 영수50체질 회복 음식

뇌신경 세포가 일시적인 이상을 일으켜 과도한 흥분 상태를 유발, 발작이나 의식저하, 전신 떨림 등의 증상이 만성적이고 반복적으로 나타나는 뇌질환을 말합니다. 과거에는 '간질'이라고 불렸으나 간질이라는 용어가 주는 편견 등으로 인해 현재는 뇌전증으로 불리고 있습니다.

신경과 호르몬의 부조화로 생깁니다. 어둡고 찬 곳을 좋아합니다. 정신병이 있고 상당히 공격성을 가지고 있습니다. 손과 발을 떨어서 근육의 안정화 작업을 합니다(근력 강화작업).
비장의 기운이 매우 높은 경우 발생합니다.

초록색과 검은색 음식 중 단백질이 핵심 문제입니다.
노란색 음식, 단맛이 있는 음식을 완전 차단해야 합니다.

1. 1차적으로 체질(영수50체질)을 확인합니다.
2. 질병과 체질에 따라서 식단을 짜고 섭생하면 회복이 됩니다.
3. 이 환자는 노란색 음식을 일시적으로 완전 차단해야 합니다.
4. 검은색 목이버섯을 달여 먹이면 효과가 좋습니다.
5. 대부분 체질을 보면 간이 허하고 신장이 많이 허합니다.
6. 검은색·초록색 음식으로 식단을 전부 바꿉니다.
7. 가능하면 무조건으로 체질 개선을 먼저 시작하도록 합니다.
8. 후에 파우치 회복 음식을 섭취하면 회복이 충분히 됩니다.

point. 문제가 되는 음식은 반드시 무조건 일시 차단해야 합니다. 체질에 맞는 단백질, 지방 섭생이 매우 중요합니다.

정신질환

정신질환의 주요 특징

- 환각(Hallucinations)
1. 실제로 존재하지 않는 것을 보고, 듣고, 냄새 맡거나 느끼는 상태.
2. 가장 흔한 형태는 환청으로, 실제 존재하지 않는 소리를 듣는 것.

- 망상(Delusions)
1. 현실적이지 않은 믿음을 강하게 고수하는 상태.

- 혼란스러운 사고(Disorganized Thinking)
1. 대화에서 문맥이 맞지 않는 말을 하거나, 주제가 계속 바뀌는 등의 혼란스러운 사고 패턴.

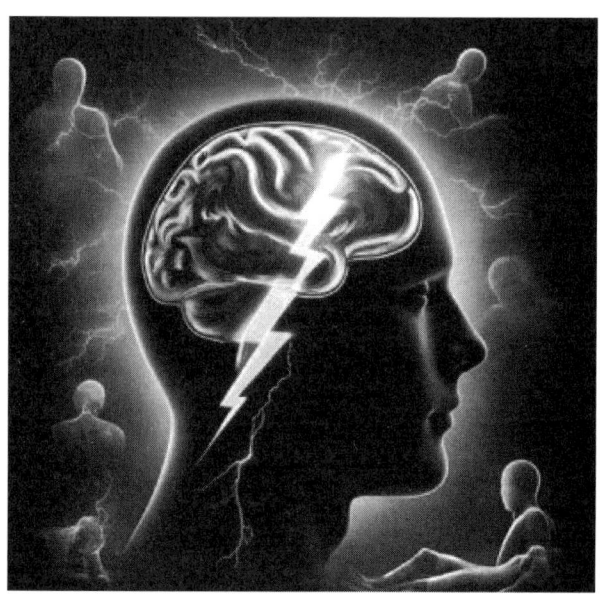

정신병의 영수50체질과 회복 음식

간 에너지가 허한 사람들에게 많습니다. 잘 돌아다닙니다.
비장 에너지가 실한 사람이 노란 음식 섭취가 과하면 옵니다.
현대사회는 정신병 질환자가 많은데 이는 음식 문화입니다.
신경과 호르몬의 부조화로 생기며, 어둡고 찬 곳을 좋아합니다.
정신병이 있고 상당히 공격성을 가지고 있습니다. 손과 발을 떨어서 근육의 안정화 작업을 합니다(근력 강화 작업).
비장의 기운이 매우 높은 경우 발생합니다.
비장 실한 사람 꿀을 과하게 섭취하면 정신병이 올 수 있습니다.

* 초록색과 검은색 음식 중 단백질이 핵심 문제입니다.
* 노란색 음식, 단맛이 있는 음식을 완전 차단해야 합니다.

1. 1차적으로 체질을 확인합니다.
2. 질병과 체질에 따라서 식단을 짜고 섭생하면 회복이 됩니다.
3. 이 환자는 노란색 음식을 일시적으로 완전 차단해야 합니다.
4. 대부분 체질을 보면 간이 허하고 신장이 많이 허합니다.
5. 검정·초록색 음식으로 식단을 전부 바꿉니다.
6. 가능하면 무조건으로 체질 개선을 먼저 시작하도록 합니다.
7. 개선 후에 회복 음식을 섭취하면 빠릅니다.

point. 문제가 되는 음식은 반드시 무조건 일시 차단해야 합니다. 본인 체질에 부합되는 단백질, 지방 섭생이 매우 중요합니다.

입덧과 불임, 그리고 화병

입덧과 불임의 영수50체질과 회복 음식

입덧을 하는 이유가 무엇일까요?
태아는 입태 시기에 이미 체질이 확정됩니다.
태아의 체질과 부합되지 않은 음식이 들어오면 산모가 섭취한 모든 음식물을 다 토해 내도록 합니다.
이는 태아가 살기 위한 몸부림으로 해석합니다.

태아에게 부합되는 음식물이 들어오면 입덧은 쉽게 가라앉습니다. 그래서 체질이 중요합니다.

불임은 자궁의 온도와 직결됩니다.
산모가 금(金) 수(水) 관련 태과(太過)일 경우가 높습니다.

* 초록색과 검은색 음식 중 단백질이 핵심 문제입니다.
* 흰색 음식, 검은색 음식을 완전 차단해야 합니다.

1. 1차적으로 체질을 확인합니다.
2. 질병과 체질에 따라서 식단을 짜고 섭생하면 됩니다.
3. 빨간색을 기준으로 노란색과 초록색 음식을 섭취합니다.
4. 가능하면 무조건으로 체질 개선을 먼저 시작하도록 합니다.

point. 문제가 되는 음식은 반드시 무조건 일시 차단해야 합니다. 단백질, 지방 섭생이 매우 중요합니다(어류, 콩류, 견과류 등). 모관운동+개구리 운동을 병행하면 크게 도움이 됩니다.

화병의 영수50체질과 회복 음식

화병은 신체증상을 동반하는 우울증으로, 우울감, 식욕 저하, 불면 등의 우울증상 외에도, 호흡곤란이나 심계항진, 몸 전체의 통증 또는 명치에 뭔가 걸려 있는 느낌 등의 신체 증상이 동반되어 나타납니다. 환자가 자신의 우울과 분노를 억누르고, 그 억압된 분노가 신체증상으로 나타난 것으로 생각됩니다.

화병은 일반적인 우울증과 마찬가지로 주변 환경으로부터 오는 스트레스가 그 원인이 되나, 질병의 발생이나 증상의 출현에 한국 특유의 문화적인 배경이 영향을 주는 것으로 생각됩니다.

화병에서는 우울감, 불면, 식욕 저하, 피로 등의 우울증상 외에 화병의 특징적인 신체증상이 동반됩니다. 소화가 잘 안되거나 명치에 뭔가 걸려 있는 듯한 느낌을 느끼기도 하며, 몸 여기저기에 통증이 지속되는 경우도 있습니다. 우울감이 심해지면 자살에 대한 생각이 증가하여 실제로 행동으로 옮기게 될 위험이 증가할 수 있습니다.

* 단중혈의 위아래에 부항을 떠 줍니다.
* 이것은 매우 스트레스가 심할 경우에도 도움이 됩니다.

1. 1차적으로 체질을 확인합니다.
2. 질병과 체질에 따라서 식단을 짜고 섭생하면 됩니다.
3. 흰색을 기준으로 노란색과 검은색 음식을 섭취합니다.
4. 가능하면 무조건으로 체질 개선을 먼저 시작하도록 합니다.

point. 문제가 되는 음식은 반드시 무조건 일시 차단해야 합니다. 단백질, 지방 섭생이 매우 중요합니다(어류, 콩류, 견과류 등).

신장염의 증상

- 일반적인 증상

1. 피로감.

2. 부종(특히 얼굴, 손, 발).

3. 혈뇨(소변에 피가 섞여 나옴).

4. 거품뇨(소변에 단백질이 섞여 나옴).

5. 소변량 감소 또는 증가.

- 감염성 신장염(신우신염)

1. 열, 오한.

2. 옆구리 통증.

3. 소변 시 통증(배뇨통), 잦은 배뇨.

- 심각한 경우

1. 고혈압

2. 신부전(만성 신장 질환으로 진행 가능).

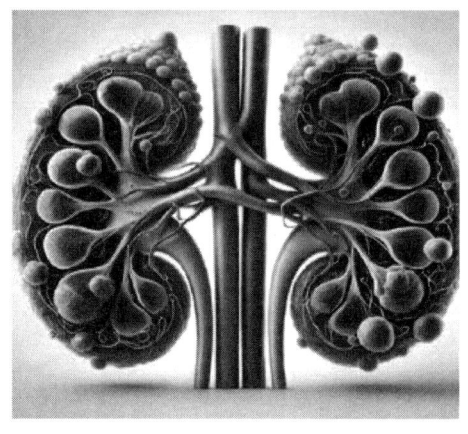

신장염의 영수50체질과 회복 음식

주요 신장염의 종류

1. 사구체신염(Glomerulonephritis): 신장의 사구체(혈액을 여과하는 구조)에 염증이 생기는 상태.

원인: 감염(연쇄상구균 감염 등), 자가면역질환(루푸스 등), IgA 신증.

2. 간질성 신염(Interstitial Nephritis): 신장 조직(간질)에 염증이 생기는 상태.

원인: 약물(항생제, 비스테로이드성 소염제), 알레르기 반응, 감염.

3. 신우신염(Pyelonephritis): 세균 감염으로 인해 신장과 신우(소변이 모이는 곳)에 염증이 생기는 상태.

원인: 요로감염(UTI), 방광으로부터의 감염 확산.

* 음식 먹고 체하면 급성 신장염에 잘 걸립니다.

* 위의 에너지가 실하면 신장 에너지도 실하게 됩니다.

1. 1차적으로 체질을 확인합니다.
2. 질병과 체질에 따라서 식단을 짜고 섭생하면 됩니다.
3. 노란색과 빨간색 음식을 주로 섭취합니다.
4. 검은색 음식과 짠맛을 멀리합니다.
5. 가능하면 체질 개선 프로그램을 먼저 시작하도록 합니다.

point. 문제가 되는 음식은 반드시 무조건 일시 차단해야 합니다. 단백질, 지방 섭생이 매우 중요합니다(어류, 콩류, 견과류 등).

비염

비염의 영수50체질과 회복 음식

흰색의 음식이 계속해서 들어오면, 또는 찬 기운이 들어오면 폐의 기운이 상승(항진)하면 더욱 기승을 부립니다. 비염은 치유가 어렵다 하나 완전 치유가 가능합니다. 약물이 아닌 순수한 음식으로 충분히 회복이 됩니다.

'영수50체질'에서 **금금태과·금토태과·금수태과·목화불급·목금불급** 등으로 구분되는 이 체질은 잉태될 때 金의 기운이 강하게 설계되어 5장 중에 폐장의 기운(에너지)이 매우 높은 사람입니다. 이 체질은 건선 피부로 환절기마다 가려움 등으로 고생하기도 하는데, 음식으로 능히 회복됩니다.

회복 방법

1. 1차적으로 체질을 확인합니다.
2. 질병과 체질에 따라서 식단을 짜고 섭생하면 됩니다.
3. 빨간색 음식과 초록색 음식을 주로 섭취합니다.
4. 흰색 음식과 매운맛을 차단합니다.
5. 검은색 음식과 짠맛을 차단해야 합니다.
6. 가능하면 체질 개선을 먼저 시작하도록 합니다.
7. 회복 음식을 3개월 복용하는 것도 방법입니다.

point. 문제가 되는 음식은 반드시 무조건 일시 차단해야 합니다. 단백질, 지방 섭생이 매우 중요합니다(어류, 콩류, 견과류 등).

하지정맥

하지정맥의 위험 요인

- 유전적 요인

가족력이 있는 경우 하지정맥 발병 위험이 높습니다.

- 비만

비만은 다리의 정맥에 부담을 주어 하지정맥 발병 위험을 높입니다.

- 임신

임신 중에는 호르몬 변화와 자궁의 압력 증가로 인해 하지정맥이 발생할 위험이 높습니다.

- 오랜 시간 서 있거나 앉아 있는 생활

장시간 서 있거나 앉아 있는 생활은 다리의 정맥 혈액 순환을 방해하여 하지정맥을 유발할 수 있습니다.

하지정맥 예방법

걷기, 수영, 자전거 타기 등 하체 근육을 사용하는 운동을 꾸준히 하세요. 비만은 하지정맥 발병 위험을 높입니다. 적정 체중을 유지하세요. 장시간 서 있거나 앉아 있어야 할 때는 다리 압박 스타킹을 착용하세요. 다리를 꼬는 습관은 정맥 혈액 순환을 방해하니 개선하세요.

하지정맥류 증상

확장된 정맥이 피부 표면에 푸르스름하게 돌출됩니다. 다리가 무겁거나 피곤한 느낌이 듭니다. 통증, 부종, 가려움증이 있습니다. 심한 경우 피부 색소 침착, 궤양이 발생합니다.

하지정맥의 영수50체질과 회복 음식

하지정맥류는 **혈액 질병**입니다.

다리의 정맥 혈관이 늘어나고 구불구불해지는 질환으로, '만성정맥역류'라고도 불립니다. 다리의 피부 밑에 위치한 표재정맥의 벽이 약해지거나 판막이 제 기능을 하지 못해 혈액이 역류하면서 발생합니다.

하지정맥은 다리의 정맥이 확장되어 튀어나온 상태를 말합니다. 다리의 표면 정맥에서 발생, 심부 정맥에도 발생할 수 있습니다.

하지정맥은 다리의 정맥 내 혈액 순환이 원활하지 못할 때 발생합니다. 정맥판막의 기능 저하, 유전적 요인, 비만, 임신, 오랜 시간 동안 서 있거나 앉아 있는 등의 생활 습관이 원인이 될 수 있습니다.

회복 방법

1. 1차적으로 체질을 확인합니다.
2. 질병과 체질에 따라서 식단을 짜고 섭생하면 됩니다.
3. 빨간색 음식과 초록색 음식을 주로 섭취합니다.
4. 흰색 음식과 매운맛을 차단합니다.
5. 검은색 음식과 짠맛을 차단해야 합니다.
6. 가능하면 체질 개선을 먼저 시작하도록 합니다.
7. 회복 음식을 3개월 복용하는 것도 방법입니다.

point. 문제가 되는 음식은 반드시 무조건 일시 차단해야 합니다. 단백질, 지방 섭생이 매우 중요합니다(어류, 콩류, 견과류 등).

우울증

우울증의 영수50체질과 회복 음식

우울증은 정서적, 신체적, 정신적 증상으로 특징지어지는 심각한 정신 건강 문제입니다. 주로 기분이 낮거나 무기력함, 희망이 없음, 불면증, 식욕 변화, 집중력 저하 등의 증상을 경험합니다. 우울증은 개인의 일상생활과 사회적 관계에 큰 영향을 미칠 수 있습니다.

우울증은 다양한 요인에 의해 발생할 수 있으며, 유전적, 환경적, 생활 습관적 요인 등이 있습니다. 중요한 것은 우울증을 겪고 있는 사람에게는 친구나 가족의 지원이 큰 도움이 될 수 있다는 점입니다.

회복 방법

1. 1차적으로 체질을 확인합니다.
2. 질병과 체질에 따라서 식단을 짜고 섭생하면 됩니다.
3. 빨간색 음식과 초록색 음식을 주로 섭취합니다.
4. 흰색 음식과 매운맛을 차단합니다.
5. 체질에 따라 검은색 음식과 짠맛을 차단해야 합니다.
6. 가능하면 체질 개선을 먼저 시작하도록 합니다.
7. 회복 음식을 3개월 복용하는 것도 방법입니다.

point. 문제가 되는 음식은 반드시 무조건 일시 차단해야 합니다. 단백질, 지방 섭생이 매우 중요합니다(어류, 콩류, 견과류). 증상은 간 기운이 허하거나 신맛이 부족한 경우에도 옵니다. 경쾌하고 빠른 음악을 듣고 밝은 옷을 입는 게 좋습니다. 잘 웃지 않는 사람이라면 웃음 치료도 방법입니다.

골다공증

골다공증은 뼈의 밀도가 감소하고, 뼈 조직이 약해져 골절 위험이 높아지는 질환입니다. 뼈의 밀도가 낮아지면 뼈가 부서지기 쉽고, 작은 충격에도 쉽게 골절될 수 있습니다.

원인

골다공증은 뼈의 형성 속도보다 파괴 속도가 더 빠르게 진행되어 발생합니다. 이는 나이, 폐경, 유전적 요인, 영양 결핍, 특정 질병 등 다양한 요인에 의해 발생할 수 있습니다.

골다공증의 위험 요인

- 나이

나이가 들면 뼈의 밀도가 자연스럽게 감소합니다.

- 성별

여성은 남성보다 골다공증에 취약합니다.

- 가족력

가족 중 골다공증 환자가 있는 경우 위험이 높습니다.

- 흡연

흡연은 뼈의 밀도를 낮추고 골절 위험을 높입니다.

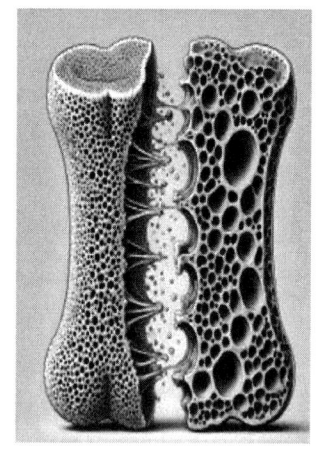

골다공증의 영수50체질과 회복 음식

- 칼슘과 비타민 D의 중요성

1. 뼈 건강의 기초: 칼슘과 비타민 D는 뼈 건강의 기초입니다.

2. 칼슘: 뼈를 구성하는 주요 성분입니다.

3. 비타민 D: 칼슘 흡수를 돕고, 뼈를 튼튼하게 유지하는 데 중요한 역할을 합니다.

회복 방법

1. 1차적으로 체질을 확인합니다.

2. 질병과 체질에 따라서 식단을 짜고 섭생하면 됩니다.

3. 검정색 음식과 초록색 음식을 주로 섭취합니다.

4. 노란색 음식과 단맛을 차단합니다.

5. 체질에 따라 흰색 음식과 매운맛을 차단해야 합니다.

6. 가능하면 체질 개선을 먼저 시작하도록 합니다.

7. 회복 음식을 3개월 복용하는 것도 방법입니다.

point. 문제가 되는 음식은 반드시 무조건 일시 차단해야 합니다. 단백질, 지방 섭생이 매우 중요합니다. 콩팥이 허하고 짠맛이 부족해서 증상이 옵니다. 단맛을 좋아하면 골다공증이 옵니다. 우유를 포함한 유제품의 과식은 골다공증을 초래합니다.

자궁 경부 정맥류

하지정맥류와 맥락이 같으며 혈액 질병입니다. 정맥 혈관이 늘어나는 혈액질병으로 자궁이 차서 생깁니다. 냉대하, 루하, 자궁암, 적대하, 백대하, 물혹 등 여성 건강 적신호입니다.

자궁 관리와 아랫배 관리가 필요합니다. 자궁의 병은 신맛을 방심하면 문제가 생깁니다. 신맛은 간으로 기운이 가서 위장의 기운을 실하게 하고 위의 에너지가 실해지면 신장의 기운이 실해지고 차가워집니다.

회복 방법
1. 1차적으로 체질을 확인합니다.
2. 질병과 체질에 따라서 식단을 짜고 섭생하면 됩니다.
3. 빨간색 음식과 노란색 음식을 주로 섭취합니다.
4. 초록색 음식과 짠맛, 신맛을 차단합니다.
5. 검은색 음식과 짠맛을 차단해야 합니다.
6. 가능하면 체질 개선을 먼저 시작하도록 합니다.
7. 회복 음식을 3개월 복용하는 것도 방법입니다.

point. 문제가 되는 음식은 반드시 무조건 일시 차단해야 합니다. 단백질, 지방 섭생이 매우 중요합니다(어류, 콩류, 견과류).

* 자궁 문제: 여성은 비타민제 먹으면 안 됩니다.
  신맛이 문제를 일으킬 수 있습니다.

루게릭병(ALS, Amyotrophic Sideal Sclerosis)

운동신경세포의 퇴행성으로, 근육을 제어하는 뇌와 척수의 신경세포가 손상되고 죽어 가는 병입니다. 근육이 점점 약해지기 시작하고, 결국 식사가 뭉치게 되고, 호흡까지 근육에 영향을 미치게 됩니다.

루게릭병은 운동신경세포만 선택적으로 사멸하는 질환으로 일 년에 10만 명당 약 1~2명에게서 루게릭병이 발병하는 것으로 알려져 있습니다. 루게릭병은 50대 후반부터 발병이 증가하며, 남성이 여성에 비해 1.4~2.5배 정도 더 발병률이 높습니다.

회복 방법

1. 1차적으로 체질을 확인합니다.
2. 질병과 체질에 따라서 식단을 짜고 섭생하면 됩니다.
3. 흰색 음식과 노란색 음식을 주로 섭취합니다.
4. 초록색 음식과 신 맛을 차단합니다.
5. 체질에 따라 빨간색 음식과 쓴맛을 차단해야 합니다.
6. 가능하면 체질 개선을 먼저 시작하도록 합니다.
7. 회복 음식을 3개월 복용하는 것도 방법입니다.

point. 문제가 되는 음식은 반드시 무조건 일시 차단해야 합니다. 단백질, 지방 섭생이 매우 중요합니다(어류, 콩류, 견과류). 간 기운이 실하거나 신맛이 과해서도 옵니다. 간장과 심장과의 연계성이 큽니다. 극심한 스트레스와 강한 충격이 원인일 수 있습니다. 간이 실한 사람은 울게 만들면 치료가 매우 빠르게 치유됩니다.

부종

부종은 조직 내에 과다한 수분이 쌓여 발생하는 증상으로, 주로 물이 원인이 됩니다. 부종은 몸 전체에 퍼지거나 한쪽 사지 또는 사지 일부에 국한될 수 있습니다.

부종의 원인

1. 신장질환: 신증후군, 급성 사구체신염, 급성 및 만성 신부전, 임신 중독 등 다양한 신장질환이 원인이 될 수 있습니다.
2. 만성정맥부전: 노인에서 가장 흔한 하지 부종의 원인입니다.
3. 울혈성 심부전: 기존에 심장병이 있던 환자에게 나타날 수 있으며, 다리에 부종이 심하고 심잡음, 경정맥 팽창, 간 비대 등이 나타납니다.
4. 림프부종: 팔이나 다리가 붓는 것이 가장 대표적인 증상입니다.

회복 방법

1. 1차적으로 체질을 확인합니다.
2. 질병과 체질에 따라서 식단을 짜고 섭생하면 됩니다.
3. 빨간색 음식과 노란색 음식을 추천합니다.
4. 검은색 음식, 짠맛 음식을 완전 차단해야 합니다.
5. 가능하면 체질 개선을 먼저 시작하도록 합니다.
6. 회복 음식을 3개월 복용하는 것도 방법입니다.

point. 문제가 되는 음식은 반드시 무조건 일시 차단해야 합니다. 체질에 맞는 단백질, 지방 섭생이 매우 중요합니다. 차가운 곳을 피하고 몸을 따뜻하게 해야 합니다.

암

암에 걸리는 이유와 영수50체질

잘못된 단백질의 섭취로 불량세포가 만들어지고, 이 불량세포가 쌓여서 만들어집니다. 모든 장기는 각각의 세포입니다.

1개의 세포는 곧 1개의 집입니다. 전기로 이루어져 있고 신경이 전부 연결되어 있습니다. 그런데 과부하가 걸린 것입니다. 에너지의 과부하는 결국 암이 되는 것입니다.

예로 노란색 단백질이 부족하고 검은색 단백질이 풍부한데 검은색 단백질이 계속 들어오면 과부하가 걸립니다.

체질에 맞지 않는 음식으로 과부하가 걸립니다. 그래서 음식으로 충분히 회복이 가능한 것입니다. 반드시 개인의 체질을 알고 그에 맞는 섭생을 생활화하는 것이 중요합니다.

일반적인 상식
 - 암의 원인과 예방

암 발생에 영향을 미치는 원인은 정확히 알려져 있지는 않으나 흡연, 식이 습관, 음주, 유전인자, 방사선에의 노출, 환경오염, 각종 약물, 바이러스 감염 등이 관여하는 것으로 알려져 있습니다. 암의 예방을 위해서는 그 원인을 명확히 알고 있어야 하나, 아직 대부분의 암의 원인이 명확히 알려져 있지 않기 때문에 암을 완전하게 예방할 수는 없습니다. 그러나 암의 위험 인자를 피하고 정기적인 검진을 통해 암을 조기 발견하고 조기 치료하면 암을 어느 정도 예방할 수 있겠습니다.

위암

위암은 위장에서 발생하는 암으로, 한국에서 가장 흔한 암 중 하나입니다.

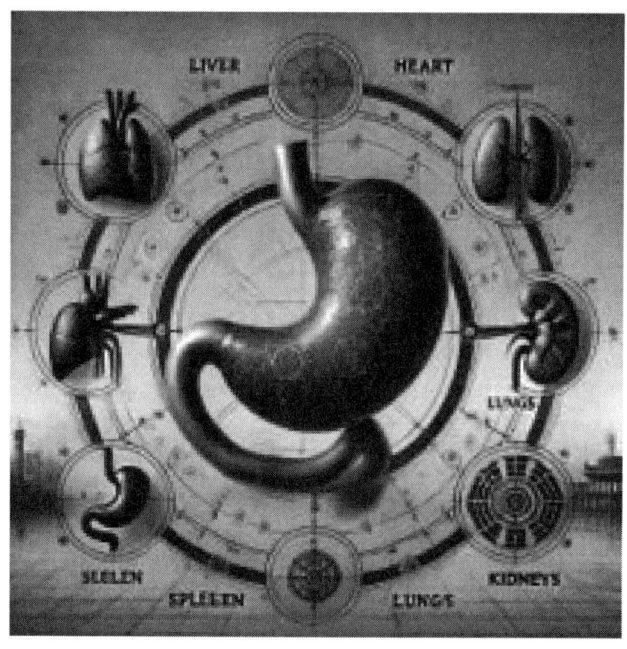

증상

위암은 초기에는 증상이 거의 나타나지 않지만, 병기가 진행될수록 복통, 소화불량, 체중 감소, 혈변, 빈혈 등의 증상이 나타날 수 있습니다.

진단

위내시경 검사, 조직 검사, CT, MRI 등의 검사를 통해 위암을 진단합니다.

위암의 병기 분류

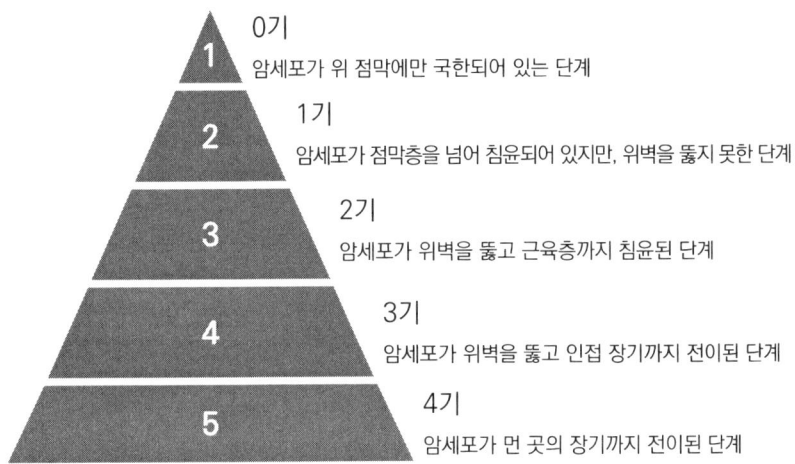

위암의 영수50체질의 건강 회복 식사법

식체, 위염, 위궤양 등이 지나치면서 생긴 경우입니다.

잉태될 때 목(木)의 에너지가 강해서 또는 수(水)의 에너지가 높은데 초록색 및 검은색 음식이 과한 섭생인 경우가 많습니다. 이것을 알지 못하고 목(木. 초록색 음식) 수(水) 관련 음식(검은색 음식)을 계속해서 섭생을 하니 이게 과해서 세포에 탈이 난 것입니다.

위 건강은 모든 건강의 시작입니다.

회복 방법
1. 식사는 노란색 에너지 기운이 있는 음식을 섭생해야 합니다.
2. 초록색 관련 음식, 신맛이 나는 모든 음식을 차단해야 합니다.
3. 검은색 음식, 짠맛이 나는 모든 음식을 차단해야 합니다.

4. 노란색 음식과 빨간색 음식을 주로 해서 섭생하면 도움이 됩니다.

5. 가능하다면 체질 개선 프로그램을 먼저 진행하시기 바랍니다.

6. 말기 암이나 간 또는 신장으로 전이되기 전에는 충분히 회복이 가능하니 포기하지 말기를 바랍니다.

point. 위가 차가워지면 위암이 올 수 있다(따뜻한 물을 먹는다). 문제가 되는 음식은 반드시 무조건 적으로 차단해야 한다. 체질에 맞는 단백질 섭생이 매우 중요하다. 체질 개선 프로그램은 부록에서 별도 설명합니다.

* '위 건강은 모든 건강의 시작이다'라고 해도 과언이 아닙니다. 반대로 말하면 위에 질병이 있다면 모든 병의 시작입니다. 생명의 온도는 36.5도입니다. 스트레스는 무조건 적입니다.

유방암

유방 안에 머무는 양성 종양과 달리 유방 밖으로 퍼져 생명을 위협할 수 있는 악성 종양입니다. 유방에는 여러 종류의 세포가 있는데 어느 것이든 암세포로 변할 수 있으므로 발생 가능한 유방암의 종류는 꽤 많다고 하겠습니다. 하지만 대부분의 유방암이 유관과 소엽의 세포(특히 유관 세포)에서 기원하기 때문에 일반적으로 유방암이라 하면 유관과 소엽의 상피세포(몸의 표면이나 내장 기관의 내부 표면을 덮고 있는 세포)에서 발생한 암을 가리킵니다.

- 위장과 연동해서 발병합니다.
- 출산할 때 위에서 유방으로 바로 보내는 시스템에 문제가 있습니다.
- 위가 차가우면 유방도 차갑습니다. 위를 따뜻하게 해야 합니다.

회복 방법

1. 1차적으로 체질을 확인합니다.
2. 질병과 체질에 따라서 식단을 짜고 섭생하면 됩니다.
3. 노란색 음식을 주로 섭취합니다(빨강·흰색을 소량 보충).
4. 검은색 음식과 초록색 그리고 신맛을 차단합니다.
5. 가능하면 체질 개선을 먼저 시작하도록 합니다.
6. 회복 음식을 3개월 복용하는 것도 방법입니다.

point. 문제가 되는 음식은 반드시 무조건 일시 차단해야 합니다. 단백질, 지방 섭생이 매우 중요합니다(어류, 콩류, 견과류). 유방암 환자는 밀가루를 먹는 사람이 많았습니다. 위장과 유방은 같은 코드입니다. 위에 염증이 생기면 유방에 염증이 생길 가능성이 있습니다.

대장암

결장과 직장에 생기는 악성 종양을 말합니다. 발생 위치에 따라 결장에 생기면 결장암, 직장에 생기면 직장암이라고 하며, 이를 통칭하여 대장암 혹은 결장직장암이라고 합니다.

대장의 대부분이 결장이기 때문에 맥락에 따라 대장이라는 말로 결장만을 뜻할 때도 간혹 있습니다. 에스상 결장에 이어지는 직장은 항문관으로 넘어가는 부위인 항문직장륜에서 끝나며, 길이는 13~15cm입니다.

회복 방법

1. 1차적으로 체질을 확인합니다.
2. 질병과 체질에 따라서 식단을 짜고 섭생하면 됩니다.
3. 흰색 음식을 주로 섭취합니다. 노랑·검은색 소량 보충합니다.
4. 빨간색 음식과 초록색 그리고 신맛을 차단합니다.
5. 가능하면 체질 개선을 먼저 시작하도록 합니다.
6. 회복 음식을 3개월 복용하는 것도 방법입니다.

point. 문제가 되는 음식은 반드시 무조건 일시 차단해야 합니다.
　　　　단백질, 지방 섭생이 매우 중요합니다(어류, 콩류, 견과류).
　　　　초록색과 빨간색이 과하게 들어왔습니다.
　　　　1차로 용종이 생기는데 간허 폐실은 대장암이 안 생깁니다.
　　　　간이 실하고 심장이 실한 사람은 생길 가능성이 높습니다.

갑상선암

갑상선암은 목 앞쪽에 있는 작은 나비 모양의 기관으로 갑상선 호르몬을 분비하는 곳인 갑상선에 생긴 악성 종양입니다. 갑상선암은 크게 유두암, 여포암, 수질암, 미분화암으로 분류됩니다. 미분화암은 갑상선암 중 가장 빨리 자라는 암으로 전체 갑상선암 중 1% 정도를 차지합니다.

가장 잘 알려진 위험요인은 목 주변에 방사선 치료를 받은 경우이며 방사선 누출 사고에 의해서도 갑상선암이 발병 위험도가 증가합니다.

회복 방법

1. 1차적으로 체질을 반드시 확인합니다.
2. 질병과 체질에 따라서 식단을 짜고 섭생하면 됩니다.
3. 검은색 음식, 초록색 음식을 주로 섭취합니다.
4. 체질에 따라 흰색 음식도 보충할 수 있습니다.
5. 노란색 음식을 완전 차단해야 합니다.
6. 빨간색 음식과 쓴맛을 필요에 따라 차단합니다.
7. 가능하면 체질 개선을 먼저 하는 것이 좋습니다.
8. 개선을 한 후 회복파우치를 3개월 복용하는 것도 좋습니다.

point. 문제가 되는 음식은 반드시 무조건 일시 차단해야 합니다. 체질에 부합하는 단백질, 지방 섭생이 매우 중요합니다. 쓴맛과 신맛 음식을 유념해야 합니다. 사우나, 찜질방 등 뜨거운 곳을 피해야 합니다.

간암

세계적으로 흔한 악성종양으로 주로 B형 혹은 C형 간염 등의 만성 바이러스성 간염 및 간경변 환자와 알코올성 간염 및 간경변 환자들에 많이 발생합니다. 간암은 일단 발병하면 치료가 까다롭고 특히 종양의 크기에 따라서 예후가 많이 좌우되는 것이 특징입니다.

간암 환자 절대 주의사항

1. 따뜻하면 안 됩니다. 숯가마나 불가마에 가선 안 됩니다.
2. 당연히 사우나, 찜질방에 가면 안 되며, 다슬기 복용은 절대 금지입니다.
3. 음주 금지입니다. 과일과 식사를 같이 하면 절대 안 됩니다.
4. 운동을 심하게 하면 간이 기운이 높아져서 안 됩니다.
5. 가족 간 충돌, 보호자와 환자 간 신경전은 절대 금물입니다.
6. 더운 날 낮에 운동하면 과부하에 걸립니다.

회복 방법

1 질병과 체질에 따라서 식단을 짜고 섭생하면 됩니다.
2. 흰색 음식을 주로 섭취합니다(노랑·검은색 소량 보충).
3. 빨간색 음식과 초록색 그리고 신맛을 차단합니다.
4. 가능하면 체질 개선을 먼저 시작하도록 합니다.
5. 회복 음식을 3개월 복용하는 것도 방법입니다.

point. 문제가 되는 음식은 반드시 무조건 일시 차단해야 합니다. 단백질, 지방 섭생이 매우 중요합니다(어류, 콩류, 견과류). 냉·온욕 불가합니다. 오직 냉수욕만 할 수 있습니다. 비타민제 전부 차단하고 신맛 완전 차단(요구르트·발효식품 등)합니다.

백혈병(혈액암)

백혈병은 신체의 조혈 기관인 골수의 정상 혈액 세포가 어떠한 원인으로 인해 암세포로 전환, 증식하면서 발생하는 혈액암입니다. 백혈병 세포는 무한 증식하여 정상적인 백혈구, 적혈구 및 혈소판의 생성을 방해하여 정상 혈액세포의 수치를 감소시킵니다. 이는 신체에 치명적인 문제를 야기합니다. 일반적으로 정확한 원인을 알 수 없다고 알려져 있습니다.

회복 방법

1. 1차적으로 체질을 확인합니다.
2. 질병과 체질에 따라서 식단을 짜고 섭생하면 됩니다.
3. 검은색·흰색 음식을 주로 섭취합니다.
4. 체질에 따라 노란색을 소량 보충합니다.
5. 빨간색 음식과 초록색을 삼가야 합니다
6. 그리고 쓴맛, 신맛을 차단합니다.
7. 가능하면 체질 개선을 먼저 합니다.
8. 회복 음식을 3개월 복용하는 것도 방법입니다.

point. 문제가 되는 음식은 반드시 무조건 일시 차단해야 합니다. 체질에 부합하는 단백질, 지방 섭생이 매우 중요합니다. 쓴맛과 신맛 음식을 유념해야 합니다. 사우나, 찜질방 등 뜨거운 곳을 피해야 합니다. 빨간색 음식이 과했을 것이니 무조건 100% 섭생을 차단합니다.

암은 1도 올린다고 다 사라지지 않습니다.
암은 차가워져서 생기고, 뜨거워져도 생깁니다.

차가워지면 생기는 암
폐암/ 전립선 암/ 유방암/ 위암/ 자궁암/ 자궁 내막암/ 난소암/ 담도암 등 外
뜨거워지면 생기는 암
간암/ 혈액암/ 췌장암/ 대장암/ 방광암/ 갑상선암/ 육종암/ 흉선암/ 임파선암/ 설암 등 外

* 기능이 너무 실해지면 암이 오는 것입니다. 과유불급입니다.
* 암은 여러 개의 불량세포가 뭉쳐서 덩어리가 된 것입니다.
* 불량세포는 내가 잘못 먹은 단백질로 만들어집니다.

예) 간장의 기능이 실해져서 간암이 올 때
목(木) 관련 太過: 초록색 음식이 과하게 들어오면 발병(초록색 음식이 점점 많이 유입되면 간세포들이 과부하)

- 폐장의 기능이 실해져서 폐암이 옵니다.
금(金) 관련 太過: 흰색 음식이 과하게 들어오면 발병
- 60조 개의 세포들이 각각 1개의 공장으로서 일정한 전기적 신호에 의해 일을 하는데 과부하로 합선이 됩니다.

→ 1도 올리면 암이 사라진다? 이는 50%만 맞는 얘기입니다.

루푸스

레이노병을 일으키는 한 원인으로 류마티스 질환 중 하나입니다. 주로 젊은 여성에게서 발생하기 때문에 레이노병과 같은 성별 및 연령대에 나타납니다. 자가면역 질환이므로 자가항체가 생기고 몸의 여러 장기를 침범하며 진행하는 병입니다.

가장 문제가 되는 것은 신장의 손상으로 이를 예방하기 위한 철저한 치료가 요구됩니다. 가장 특이적인 증상으로는 피부에 반점이 생기거나 햇빛에 나가면 피부에 과민성 발진이 생기는 것입니다. 혈액검사가 진단에 있어 중요하므로 의심되는 증상이 나타나면 전문의에게 상담을 받는 것이 가장 좋은 방법입니다.

* 피부와 내장에 염증이 발생합니다.
* 장이 뒤틀리고 아프며 류마티스보다 치유가 어렵습니다.

회복 방법

1. 1차적으로 체질을 확인합니다.
2. 질병과 체질에 따라서 식단을 짜고 섭생하면 됩니다.
3. 빨간색 음식과 초록색 그리고 신맛을 섭생합니다.
4. 흰색 음식은 100% 차단합니다.
5. 가능하면 체질 개선을 먼저 시작하도록 합니다.
6. 먼저 회복 음식을 3개월 복용하는 것도 방법입니다.

point. 문제가 되는 음식은 반드시 무조건 일시 차단해야 합니다.
단백질, 지방 섭생이 매우 중요합니다(어류, 콩류, 견과류).

녹내장

진행하는 시신경 병증으로 시신경의 기능에 이상을 초래하고 해당하는 시야의 결손을 유발하는 질환입니다. 시신경은 눈으로 받아들인 빛을 뇌로 전달하여 '보게 하는' 신경이므로 여기에 장애가 생기면 시야 결손이 나타나고, 말기에는 시력을 상실하게 됩니다. 녹내장 발병의 주요 원인은 안압 상승으로 인한 시신경의 손상입니다. 시신경 손상이 진행하는 기전으로, 안압 상승에 의해 시신경이 눌려 손상된다는 기전과, 시신경 혈류에 장애가 생겨 시신경의 손상이 진행되는 두 가지 기전으로 설명하고 있습니다.

회복 방법

1. 1차적으로 체질을 확인합니다.
2. 질병과 체질에 따라서 식단을 짜고 섭생하면 됩니다.
3. 목(木)태과/ 화(火)태과 체질의 사람입니다.
4. 에너지가 뇌로 상승하면서 녹내장을 일으킵니다.
5. 눈의 압력이 상승하고 시신경의 저하가 일어납니다.
6. 노란색 음식과 흰색 그리고 매운맛을 섭생합니다.
7. 초록색 음식, 신맛은 100% 차단합니다.
8. 가능하면 체질 개선을 먼저 시작하도록 합니다.
9. 회복 음식을 3개월 복용하는 것도 방법입니다.

point. 가능하다면 울면서 혈류의 압을 내립니다.
　　　조용한 클래식 또는 슬픈 노래를 들으면서 휴식을 취합니다.
　　　단백질, 지방 섭생이 매우 중요합니다(어류, 콩류, 견과류).

장상피화생

위 점막이 소장이나 대장의 점막과 비슷한 세포로 변형되는 질환으로, 위암의 전구병변 중 하나입니다. 헬리코박터균 감염 등으로 인한 만성 위염이 지속되면서 위 점막이 제대로 재생되지 못해 발생합니다. 장상피화생의 특징은 다음과 같습니다.

* 위 표면 점막이 얇아지고 주름이 사라집니다.
* 혈관이 투명하게 보입니다.
* 위가 차갑습니다.
* 수(水)/ 목(木) 관련 수목태과, 목목태과, 목수태과 등등

회복 방법

1. 1차적으로 체질을 확인합니다.
2. 질병과 체질에 따라서 식단을 짜고 섭생하면 됩니다.
3. 노란색 음식 그리고 단맛을 주로 섭생합니다.
4. 초록색 음식, 검은색 음식(짠맛, 신맛)은 100% 차단합니다.
5. 가능하면 체질 개선을 먼저 시작하도록 합니다.
6. 회복 음식을 3개월 복용하는 것도 방법입니다.

point. 가능하다면 울면서 혈류의 압을 내립니다.
조용한 노래나 클래식 음악을 들으면서 휴식을 취합니다.
단백질, 지방 섭생이 매우 중요합니다(어류, 콩류, 견과류).
몸을 따뜻하게 유지합니다.

3부

영수50체질, 건강한 삶의 비밀

1. 인체와 전기에너지

우리 몸속의 놀라운 전기 세계

· 신경계: 우리 몸의 전기 네트워크
　우리 몸은 놀랍게도 전기를 이용해 작동합니다.

· 뉴런: 전기의 전달자
　뉴런은 전기 신호를 전달하는 특별한 세포입니다.
　이들은 복잡한 네트워크를 형성하여 정보를 빠르게 전달합니다.

· 시냅스: 신호의 교차로
　시냅스는 뉴런 간 정보 전달이 일어나는 곳으로, 전기 신호가 화학 신호로 변환되는 곳입니다.

· 뇌: 중앙 처리 장치
　뇌는 이 모든 전기 신호를 통합하고 해석하여 우리의 생각, 감정, 행동을 조절합니다.

· 감각 기관: 전기 신호의 시작점
　- 시각: 빛은 망막의 광수용체를 자극하여 전기 신호로 변환됩니다.

- 청각: 소리 파동은 내이의 유모 세포를 통해 전기 신호로 변환됩니다.
- 후각: 냄새 분자는 후각 수용체를 자극하여 전기 신호를 발생시킵니다.
- 미각: 맛 물질은 미뢰의 수용체와 반응하여 전기 신호를 생성합니다.

우리 몸의 전기, 생명의 원동력

복잡한 전기 시스템

우리 몸은 정교하고 복잡한 전기 시스템으로 이루어져 있습니다.

· 생명 활동의 핵심

이 전기 시스템은 모든 생명 활동의 핵심이며, 우리의 생각, 감정, 행동을 가능하게 합니다.

· 의학적 응용

전기의 이해는 새로운 치료법 개발에 중요한 역할을 합니다.

· 미래 연구

인체 내 전기에 대한 더 깊은 이해는 의학과 생명과학의 발전을 이끌 것입니다.

우리가 먹는 5색 음식들의 차이는 본인의 인체 시스템 구성과 세포막을 가로지르는 전기적 차이를 만들어 낼 수 있습니다.

이는 모든 내 몸속에 전기 신호의 기초가 될 수 있습니다.

우리가 먹는 5색 음식의 전기적 변환

초록색 음식 - 간장 에너지

빨간색 음식 - 심장 에너지

노란색 음식 - 비장 에너지

흰색 음식   - 폐장 에너지

검은색 음식 - 신장 에너지

2. 평균 수명과 건강수명

1. 평균 수명(Life Expectancy)

- 정의: 한 사람이 태어나서 죽을 때까지의 평균적인 생존 기간.
- 측정 기준: 국가별, 성별, 시기에 따라 달라, 통계적으로 산출. 의료 기술의 발전, 생활 수준 향상, 위생 관리 개선으로 점점 증가하고 있습니다.
 전 세계적으로 선진국은 평균 수명이 높고, 개발도상국은 상대적으로 낮습니다.
- 현재 기준(2024년 기준, 대략적인 값)
- 세계 평균: 약 73~75세./ 한국: 약 83~84세.

2. 건강수명(Healthy Life Expectancy)

- 건강을 유지하며 질병이나 장애 없이 생활할 수 있는 기간.
- 측정 기준: 평균수명에서 질병이나 장애로 인해 건강하지 않은 기간을 제외한 시간.
- 특징: 건강 수명은 평균 수명보다 짧은 것이 일반적입니다. 노년기에 나타나는 만성질환(고혈압, 당뇨, 관절염 등)이나 장애가 건강수명을 단축시킵니다. 건강수명을 높이기 위해서는 예방적 의료, 건강한 식단, 운동이 중요합니다.
- 현재 기준: 한국의 건강수명은 약 73~75세. 평균 수명 대비 약 10년 정도 건강하지 않은 상태로 지내는 시간이 발생.

3. "영수50체질"로 건강수명을 늘려라

1. 평균 수명과 건강수명의 차이

  - 격차:

질병이나 장애로 인해 일상생활이 어려워지는 비율이 증가하며 평균 수명과 건강수명 간의 차이가 중요해졌습니다.

  - 문제점:

건강하지 못한 기간은 개인뿐 아니라 사회적, 경제적으로 큰 부담을 초래합니다. 의료비, 간병비 증가 및 삶의 질이 저하됩니다.

2. 건강수명 늘리기 위한 전략과 "영수50체질" 식단

  - 균형 잡힌 식단:

개인의 체질과 건강 상태에 1:1 맞춘 식단(영수50체질과 5색 음식 섭취).

  - 적절한 운동: 유산소 운동과 근력 운동 병행.

  - 정기 건강검진: 조기 진단 및 예방 관리.

  - 심리적 건강 관리: 스트레스 관리와 긍정적인 사고.

  - 사회적 활동: 가족 및 사회적 관계 유지.

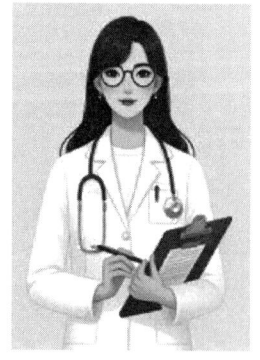

4. 면역계와 소장

■ **따뜻한 기운:** 쌀, 기장, 수수, 조, 팥
- 비장이 허한 사람에게 좋다.
■ **차가운 기운:** 현미, 찹쌀, 보리 밀, 귀리
- 비장이 실한 사람이 먹어도 무난하다.

tip) 신경전달 물질은 초록색과 빨간색 음식에 비밀이 있습니다.

면역계와 소장이란?

면역계란 질병에 대항하는 세포와 분자들로 구성된 생물학적 요소와 기능적 체계를 포함하는 생체 내 방어 시스템을 일컬으며, 이들의 외부물질 침입에 대한 집합적이고 조정적인 반응을 면역반응이라고 합니다. 이러한 면역계는 선천 면역계와 적응 면역계로 구분이 되며, 선천 면역계는 초기의 방어에 작동하는 계로서 반응 특이성이 없는 것이 특징인데 이것이 충분히 효과를 내지 못하는 경우 적응 면역계가 작동하게 됩니다.

1. 주요 장기는 소장입니다.
2. 암이 없으며 우리 몸의 면역 80%를 담당합니다.
3. 아랫배가 따뜻해야 남녀 모두 건강에 만사형통입니다.

4. 소장의 기운이 높아지면 아랫배가 차가워집니다.
5. 빨간색과 노란색 음식이 회복 음식입니다.

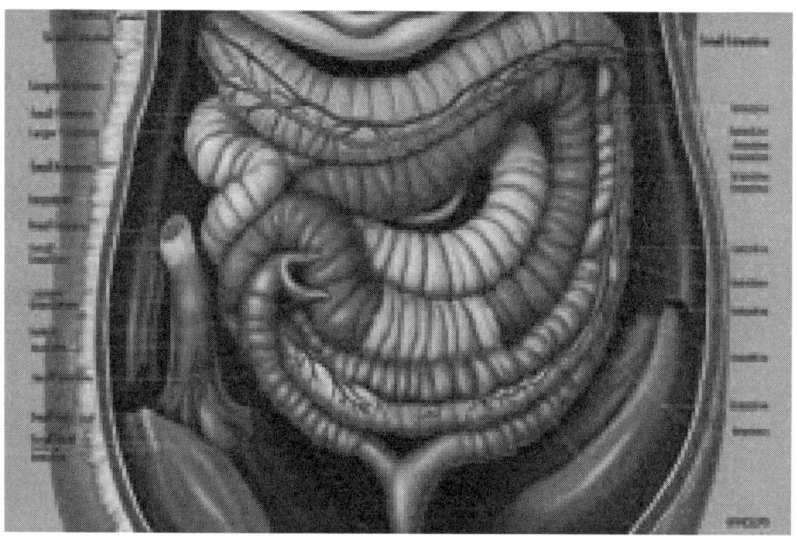

5. 장내 미생물의 중요성

건강한 삶의 비밀

우리 몸속에 살고 있는 작은 생명체, 장내 미생물은 건강에 중요한 역할을 합니다.

금(金) 수(水) 관련 太過 체질은 아랫배를 따뜻하게 해야 좋습니다.

장내 미생물의 구성과 기능

- 다양한 종류

장내 미생물은 수백 종의 박테리아, 균류, 바이러스 등으로 구성됩니다.

- 소화 및 면역

소화를 돕고 면역 체계를 강화하며, 비타민 생산에도 기여합니다.

- 정신 건강

최근 연구 결과 장내 미생물은 정신 건강에도 영향을 미치는 것으로 나타났습니다.

- 장내 미생물 불균형의 원인

가공식품, 설탕, 염분 섭취는 장내 미생물의 균형을 깨뜨립니다. 만성적인 스트레스는 장내 미생물의 다양성을 감소시킵니다. 항생제는 유익한 미생물까지 죽여 장내 환경을 악화시킵니다.

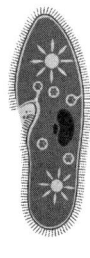

장내 미생물 불균형의 증상

- 소화 불량
복통, 설사, 변비, 가스 등 소화 장애 증상이 나타날 수 있습니다.

- 면역 저하
감기에 자주 걸리거나 잦은 염증 반응을 경험할 수 있습니다.

- 피부 트러블
아토피, 여드름 등 피부 문제가 악화될 수 있습니다.

- 정신 건강 문제
불안, 우울증, 집중력 저하 등 정신 문제가 발생할 수 있습니다.

- 흰색 음식, 노란색 음식으로 이에 대한 미생물이 급속도로 늘어나면 설사가 일어난다.
- 폐 기운 과 비장의 기운이 높으면 설사가 일어난다.
- 초록색과 빨간색의 음식은 설사를 멈춘다.

장내 미생물 건강을 위한 생활 습관

숙면은 장내 미생물의 균형 유지에 중요합니다. 운동은 장의 연동 운동을 촉진하여 소화 기능을 향상시킵니다. 요가, 명상 등 스트레스 해소 활동을 통해 장 건강을 지켜야 합니다.

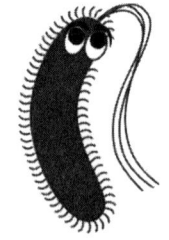

6. 사구체여과율(GFR)

신장이 1분 동안에 걸러 내는 혈액의 양을 나타내는 수치로, 신장 기능을 평가하는 데 가장 중요한 지표입니다. 정상적인 사구체여과율은 분당 90~120ml 정도이며, 이를 하루 종일 걸러 준 혈액의 양으로 환산하면 약 120~180L가 됩니다.

1단계는 사구체여과율이 90ml/분 이상으로 신장 기능은 정상, **2단계**는 사구체여과율이 89~60ml/분에 해당하고 식이요법이나 다른 합병증 걱정은 하지 않아도 되며 이땐 고혈압, 당뇨, 단백뇨 등 원인 질환을 먼저 치료하는 것이 좋습니다.

3단계는 사구체여과율이 59~30ml/분으로 신장 기능 저하가 발생하는데 대부분 증상이 없습니다. 이때부터는 몸속 노폐물이 축적돼 고혈압, 빈혈, 뼈 질환 등의 합병증을 유발할 수 있어 주의가 요구됩니다.

4단계는 사구체여과율이 29~15ml/분입니다. 신장 조직에 심각한 손상이 발생하고 신장 기능이 제대로 작동하지 않습니다.

5단계는 사구체여과율 15ml/분 미만, 말기신부전에 해당합니다.

사구체여과율 올리는 방법(50체질 분석 후에)

1. 고혈압을 안정화시킵니다.

2. 당뇨병을 치료하는 것이 중요합니다.

3. 체질에 따라 노란색, 빨간색을 주로 섭생합니다.

4. 특히 음식 먹고 체하면 사구체 여과율이 떨어지니 반드시 체질에 맞는 음식 섭생이 필요합니다.

7. 과일과 후식

밥을 먹고 후식으로 달콤한 과일을 찾는 사람들이 많습니다. 비타민과 섬유질 등 각종 영양소가 많은 과일은 건강에 '득'이 되는 식품이지만, 식후에 바로 먹는다면 오히려 '독'이 될 수도 있어 주의해야 합니다. 식 전후 40~50분 차이를 두어야 합니다.

과일과 지독한 입냄새

밥을 먹고 후식으로 달콤한 과일을 찾는 사람들이 많습니다. 비타민과 섬유질 등 각종 영양소가 많은 과일은 건강에 '득'이 되는 식품이지만, 식후에 바로 먹는다면 오히려 '독'이 될 수도 있어 주의해야 합니다.

1. 음식이 발효되면서 나는 냄새입니다.
2. 특히 신맛이 나는 과일을 많이 먹으면 그렇습니다.
 - 목(木) 관련 태과(太過)(수목태과, 목수태과 등)
3. 반찬을 만들 때 식초를 많이 넣은 음식을 먹어도 그렇습니다.

가스가 차는 주된 이유

1. 과식을 했다.
2. 체질에 맞지 않는 식사
3. 과일+음식을 같이 먹었다. → 가스+활성산소 발생

8. 각종 통증에 관한 이해

통증(痛症, pain)

실제적·잠재적인 조직 손상과 연관된 불쾌한 감각적·감정적 경험입니다. 통증은 우리로 하여금 잠재적인 위험 상황으로부터 피할 수 있도록 하며, 손상된 신체 부위가 회복될 때까지 보호하는 역할을 하고, 미래에 일어날 수 있는 상황을 회피할 수 있게 합니다.

허리 통증

'**신허**'인 경우가 많습니다. 신장과 허리 전립선은 연결되어 있습니다. 남자들은 신허가 되면 허리가 아픕니다. 반면 여자는 신허로 허리가 건강합니다. 부부관계 후 허리 삐는 것은 차가운 정액의 出 후에 신허인 상태에서 갑자기 무거운 것을 들면 허리에 무리가 가기 때문입니다.

치아 통증

잇몸이 열받은 경우가 대부분 원인입니다.
1. 초록색, 빨간색 음식의 영향입니다.
2. 당뇨병 또는 극심한 스트레스 & 불면증입니다.
- 찬물로 가글을 하고 입에 머금습니다.
- 흰색 음식을 먹습니다.

- 낙지나 주꾸미를 살짝 데쳐서 매끼 조금씩 먹습니다.
- 잇몸이 빨갛게 부으면 사혈침을 사용합니다.

두통

좌 후두 또는 좌 편두통: '木'의 에너지가 실해진 것입니다.

우 후두 또는 우 편두통: '金'의 에너지가 실해진 것입니다.

9. 활성산소 바로 알자

활성산소

사람의 호흡을 통해 체내로 들어온 산소의 산화 과정에서 생성되는 몸에 좋지 않은 여분의 산소를 말합니다. 활성산소는 체내의 정상 세포를 공격하여 노화나 각종 질병의 원인으로 작용합니다.

> *** 항산화제라는 거봉포도(빨간색 에너지)**
> 백혈병 환자가 먹으면 사망하는데 이게 산화제인가?
> 머루포도(검은색-항산화제)는 누군가에게는 활성산소가
> 될 수 있습니다.
> → 시중에 항산화제는 50%만 맞습니다.

밥을 먹고 후식으로 달콤한 과일을 찾는 사람들이 많습니다. 미토콘드리아가 ATP 합성을 하면서 음식과 같이 숙성된 과일이 에너지를 만드는 과정에서 활성산소를 만듭니다.
→ **가급적이면 체질에 부합되는 음식을 섭취해야 합니다.**
→ 과일도 같은데 다만 식후 40분~60분 후에 먹어야 합니다.

항산화 효소

활성산소는 대부분의 음식물을 섭취해 에너지로 바꾸는 신진대사 과정에서 생성됩니다. 그러나 우리 몸에는 활성산소를 해가 없는 물질로 바꿔주는 효소(항산화 효소)도 있어 활성산소의 무제한 증가를 막는 역할을 합니다. 항산화 효소는 몸속에서 자체적으로 생기는 것도 있지만, 외부의 식물에서도 얻을 수 있습니다. 이때 체질에 맞는 섭생을 합니다.

10. 콜레스테롤에 대한 오해

콜레스테롤

콜레스테롤은 우리 몸에 꼭 필요한 지방 성분의 하나로, 주로 **간**에서 만들어지지만, **소장**과 **부신**에서도 일부 생성됩니다.

- 세포막 구성

콜레스테롤은 세포막의 주요 구성 성분입니다.

- 호르몬 생성

스테로이드 호르몬의 전구체입니다.

- 담즙산 생성

담즙산은 소장에서 지방 소화와 흡수를 돕고 있습니다.

- 비타민 D 합성

콜레스테롤은 피부에서 자외선에 의해 비타민 D로 전환됩니다.

문제는 이처럼 콜레스테롤은 우리 몸에 필수적인 물질이지만, 혈중 콜레스테롤 수치가 너무 높으면 혈관 벽에 쌓여 동맥경화를 유발하고, 심혈관 질환 위험이 있습니다.

* 콜레스테롤 생산 저하 약물(스타틴)은 치매 유발 가능성이 있습니다.

> **콜레스테롤은 왜 혈관에 쌓일까요?**
>
> 간으로 가는 영양이 과해서 그렇습니다. (木)관련 에너지가 높은 체질은 초록색 음식을 소식해야 합니다.

tip) 적당한 초록색 음식(단백질·지방질)을 섭취하여야 합니다. 항상 지나쳐서 즉 과해서 탈이 나는 것입니다. 특히 콩류와 견과류를 매일 조금씩 섭취하도록 합니다.

11. 코로나19 대비

코로나19 및 변종 바이러스에 대비하는 방법

증상

코로나19에 감염되면 2~3일에서 최장 2주 정도 잠복기를 거쳤다가 다양한 증상이 나타납니다. 주로 무기력감, 37.5 이상의 고열, 기침, 인후통, 가래, 근육통, 두통, 호흡곤란, 폐렴 등의 증상이 발생합니다.
 → 폐 손상에 따른 호흡부전으로 심하면 사망할 수도 있습니다.
 → 코로나19 감염되었던 사람은 몸에 바이러스가 잔존하고 있습니다.

코로나19 예방 및 빠른 쾌유 방법

지난 몇 년간 코로나19 감염자 및 백신 후유증으로 고생하시는 분들이 폐 관련 질환입니다.
 이에 예방하고 빨리 벗어나는 방법 중 하나로
 1. 흰색 음식을 멀리하고,
 2. 빨간색 음식과 초록색 음식을 많이 드시면
회복에 좋습니다. 높아지는 폐의 기운을 떨어뜨리고 코로나19에 대한 면역력을 올리는 매우 합리적인 방법입니다.

산화질소 활성수(산화질소 함유 파동수/ 액화 산화질소)를 평소에 2배 이상 많이 드시는 방법을 추천합니다. 산화질소는 지난번 코로나백신 후유증 환자분들께 매우 탁월한 빠른 회복을 가져온 사례가 많습니다.

많은 분들의 직접 경험으로 얻은 예방과 치유에 대한 도움이 되는 방법이니 적극 추천합니다.

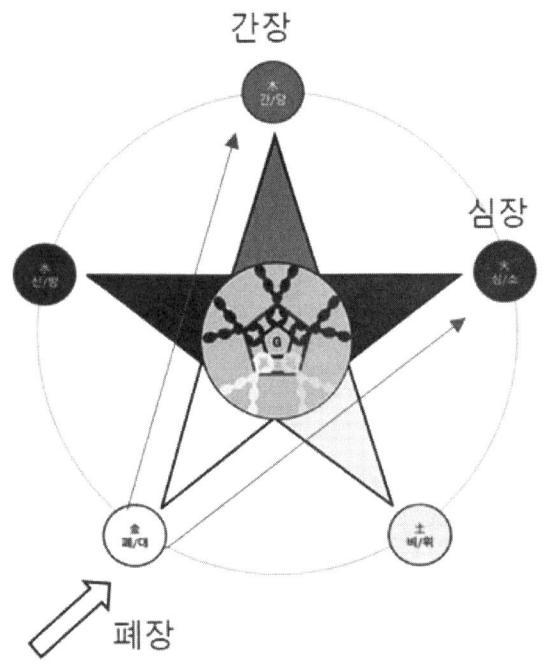

12. 자가면역 질환의 원인

자가면역 질환의 원인 불량 세포

내 몸을 살리는 식사법

서양의학과 영양학에서 참조는 하되 빠지지 말아야 합니다.

내가 먹은 음식은 소화되어 혈관을 통해 장기(세포)에 전해집니다. 세포는 이 음식의 영양을 가지고 새로운 세포를 만들어야 합니다. 이때 나에게 필요가 없는 영양일지라도 이 영양으로 새로운 세포를 만들 수밖에 없습니다. 내가 먹은 음식이 내 몸이 되는데 이때 이것을 불량세포라 합니다.

이 불량세포가 면역력을 흐트러뜨리고 질병을 만들게 됩니다. 그러므로 우리는 각자 자기의 세포가 필요한 음식을 먹어야만 합니다.

자가 면역 질환

자가 항원에 대한 병리적 반응을 특징으로 합니다. 이러한 병적 반응에 의한 자가 면역 질환에는 전신성 홍반성 루푸스, 혈관염 등과 같은 류마티스 질환, 또는 자가 면역 갑상선염, 다발성 경화증 등이 있습니다. 특이적인 질환을 포함합니다. 자가 면역 질환은 급성 또는 만성일 수 있으며 본질적으로 모든 장기와 기관에 영향을 미칠 수 있습니다.

만성적인 피로, 미열, 체중 변화, 탈모, 눈 마름, 입 마름, 구강 궤양, 성기 궤양, 관절통, 근육통, 피부 발진 등이 있는 경우 자가 면역 질환을 의심해 볼 수 있습니다.

13. 행복 호르몬

- 도파민: 초록색 음식(단백질)에 많다

목표를 달성했을 때 순간적인 기쁨을 주는 호르몬으로, 행동을 하게 되는 동기 부여 역할을 합니다. 사랑에 빠졌을 때 기쁨이 넘치는 것도 도파민 덕분입니다.

- 엔도르핀: 흰색 음식(단백질)에 많다

운동과 같은 신체적 활동과 밀접한 연관이 있으며, 운동 후 분비되어 통증을 완화하는 진통제 역할을 합니다. '기쁨 호르몬' 또는 '마약 호르몬'으로도 불립니다.

- 세로토닌(Serotonin): 빨간색 음식(단백질)에 많다

뇌의 시상하부 중추에 존재하는 신경전달물질로, 감정과 수면 등의 조절에 관여한다고 알려져 있습니다. 주로 위장관, 혈소판, 뇌, 중추신경계에서 볼 수 있고, 행복을 느끼는 데 기여한다고 해서 행복 호르몬으로 불립니다.

- 옥시토닌: 초록색과 빨간색 음식(단백질)에 많다

행복 호르몬 중 하나입니다.

> **호르몬 생성 음식**
>
> 1. 질병과 체질에 따라서 식단을 짜고 섭생하면 됩니다.
> 2. 가능하면 체질 개선을 먼저 시작하도록 합니다.
> 3. 회복 음식을 3개월 복용하는 것도 방법입니다.

point. 문제가 되는 음식은 반드시 무조건 일시 차단해야 합니다. 단백질, 지방 섭생이 매우 중요합니다(어류, 콩류, 견과류).

4부

질병의 회복을 위한 건강 혁명
/ 영수50체질

1. 1:1 맞춤 체질 개선 프로그램

질병 회복

각각의 개인 체질에 맞는 1인 맞춤 프로그램

체질 개선이 필요한 이유

- 장관 면역을 회복하기 위해서/ 건강수명을 늘린다

요요가 없는 건강한 다이어트/ 현재 질병의 빠른 회복

1. 약 3주(21일) 정도의 프로그램으로 진행합니다.

2. 프로그램이 끝나도 계속해서 젊어지고 날씬해집니다.

3. 시간이 지나도 건강이 좋아지고 있는 놀라운 체험을 하게 됩니다.

체질 개선은 이런 분들께 강력 추천합니다.

1. 대체로 건강한 편이지만 체중을 줄여야 하는 사람들

(요요가 없는 건강한 다이어트: 얼굴에 주름이 사라진다)

2. 현재 건강한 듯하지만 만성적인 질환이 있는 분

(건강수명이 늘어나는 것을 느낀다)

3. 현재 각종 질병 질환이 있어 불편한 분

가장 빠른 방법은 체질 개선을 통해 몸을 바꾸세요.

장관면역계의 역할

■ 면역 방어:

유해한 병원균, 바이러스, 독소로부터 우리 몸을 보호합니다.

■ 소화 기능 조절:

소화 과정을 조절하고 영양분 흡수를 돕는 데 중요한 역할을 합니다.

■ 신체 항상성 유지:

장내 미생물 균형을 유지하고 염증 반응을 조절에 관여합니다.

2. 장관 면역

우리 몸의 방어 시스템

장관 면역은 우리 몸의 면역 체계에서 가장 큰 부분을 차지하며, 소화기관을 외부 환경으로부터 보호하는 중요한 역할을 수행합니다.

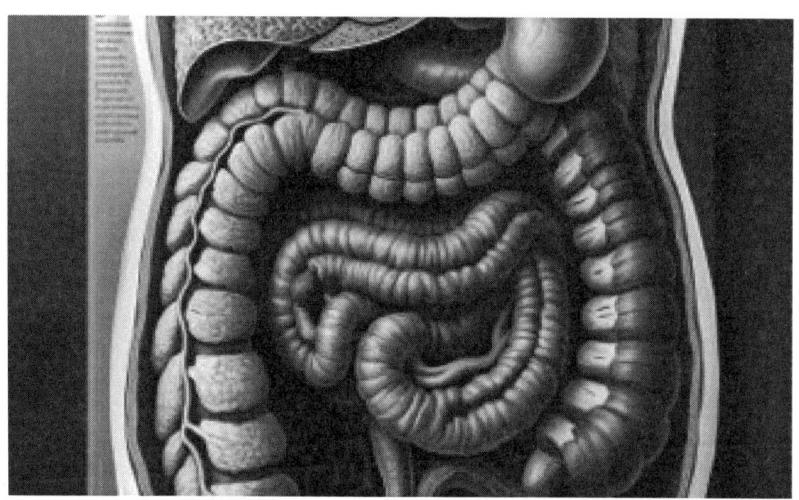

장내 미생물과 장관면역계의 상호작용

■ 균형 유지:
장내 미생물의 균형은 장관 면역 기능 유지에 필수적입니다.

■ 상호 소통:
장내 미생물은 면역 세포와 끊임없이 상호 작용하며 면역 반응을 조절합니다.

■ 보호 기능:
유익한 장내 미생물은 병원균으로부터 우리 몸을 보호하는 데 기여합니다.

3. 1:1 맞춤 파우치 회복 음식: 질병 회복

질병의 빠른 회복을 위한 파우치 회복 음식
 - 각각의 개인 체질과 질병의 회복을 위한 1:1 전문 맞춤 회복 음식 파우치

회복 음식 파우치 액상과 액화 산화질소

1. 음식을 체질에 맞게 건강의 회복 파우치로 1:1 맞춤
2. 체질 식사를 하면서 3개월간 매일 파우치를 병행
3. 질병에서의 회복을 바르게 도와줍니다.
4. 건강함이 느껴져서 건강 자존감이 회복됩니다.

→ 요요가 없는 건강함/ 현재 질병의 빠른 회복

- 3개월 회복 음식 액상 파우치 150봉(60+60+30)
- 산화질소 활성수(7ppm) NO Circle 등(3개월 음용)
- 파우치 회복이 끝나면 건강함이 남는다.
- 본인 및 가족 의사에 따라
- 또는 현재 질병의 회복 정도에 따른 상담
- 상담을 통해 어떻게 할 것인지를 판단한다.

> **파우치 회복 음식은 이런 분들께 강력 추천합니다.**
>
> 1. 좀 더 빠른 회복을 원하는 분들
>
> 2. 현재 질병이 식단만 가지고는 부족한 사람들
>
> (요요가 없는 건강한 질병 회복에 필수)
>
> - 파우치 회복 음식으로 빠른 회복을 하는 것입니다.
>
> - 절대 몸에 무리가 가지 않는 최선의 방법으로 합니다.

4. 냉·온욕

혈액과 림프액 순환을 촉진하고 신진대사를 활발하게 해 주는 효과가 있습니다. 냉온욕의 효능은 다음과 같습니다.

우리 몸은 하나의 거대한 화학공장 같습니다.

음식을 먹고 대사시키는 과정에서 몸속에 노폐물이 쌓이는데, 이 노폐물은 다양한 경로를 통해 몸 밖으로 제대로 배출돼야 합니다. 이때 말하는 다양한 경로란, 대소변은 기본이고 호흡과 피부도 포함합니다.

특히 노폐물 중 만병의 근원인 일산화탄소는 옷 때문에 피부 호흡이 저해돼 산소 공급이 잘 안돼 생깁니다. 이때 독성산소가 우리 몸에 축적돼 암을 비롯한 여러 만성질환이 유발됩니다. 피부 건강과 노폐물 배출 기능을 높이는 데에는 2가지 획기적인 방법이 있는데, 그중 하나가 '냉온욕(冷溫浴)'입니다.

- 체중감량/ 통증 완화/ 스트레스 해소/ 피부건강/ 면역력
- 류마티스 관절염, 요통, 무릎통증 등의 통증을 완화시킵니다.
- 피부의 숨구멍을 활성시키기 때문에 노폐물 배출도 잘됩니다.
- 체내 독소 배출을 돕기 때문에 피부가 아름답고 윤기 있습니다.

찬물은 교감신경을, 뜨거운 물은 부교감신경을 자극함으로써 자율신경을 안정시키기 때문에 심신이 급격히 안정됩니다. 핵심은 찬물로 시작하면 반드시 찬물로 끝내고 5회~7회 반복하는 것입니다. 횟수를 더하는 경우 항상 홀수로 끝나야 합니다.

사우나에서 냉온요법(Cold and Hot Therapy) 실행

1. 온탕과 냉탕 시간 비율

→ 목태과·화태과·토태과: 냉탕 약 3~5분/ 온탕 약 30초~1분

→ 금태과·수태과: 온탕 약 3~5분/ 냉탕 약 30초~1분

2. 순환 횟수

3~5회 정도 순환을 추천합니다. 첫 번째 사이클은 짧게 시작하고, 몸이 익숙해지면 점차 시간을 늘릴 수 있습니다.

→ 7회 가능

3. 온도 조절

온탕: 38~42°C/ 냉탕: 10~20°C

너무 극단적인 온도는 피하고, 자신의 몸이 감당할 수 있는 온도 범위에서 조절합니다.

4. 마무리

냉탕으로 시작하였으면 냉탕으로, 온탕으로 시작하였으면 온탕으로 마무리합니다. 5회 또는 7회 반복합니다. 이후, 충분히 몸을 말리고 편안한 공간에서 쉬는 것이 중요합니다.

5. 주의 사항

고혈압, 심장 질환 등의 질환이 있는 경우 전문가와 상담 후 진행하세요. 처음에는 짧게 시작하여 몸 상태를 확인한 후 시간을 늘리세요.

냉온 요법은 혈액순환을 촉진하고 면역력을 강화하는 데 매우 효과적이지만, 무리하지 않고 개인의 상태에 맞춰 진행하는 것이 핵심입니다.

5. 체질별 음악 치료

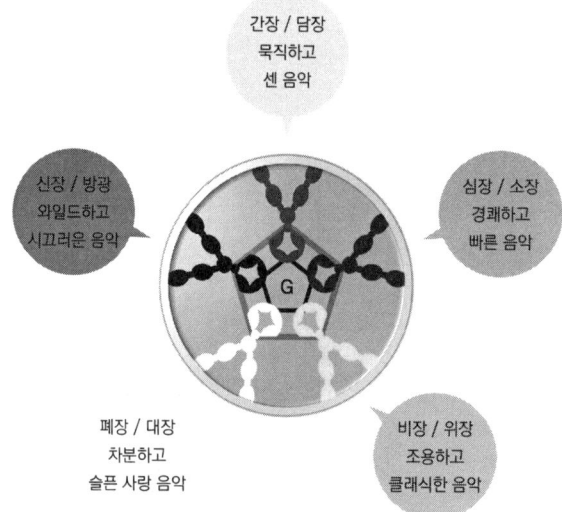

영수50체질과 음악 치료

예) 폐장의 기운이 높은 사람이 차분한 비련의 사랑 음악을 계속해서 듣는다면 더욱 우울하고 슬퍼집니다.
→ 경쾌하고 빠른 음악 & 묵직하고 강한 음악으로 치유

point. 본인 체질에 부합되는 음식을 섭취해야 합니다.
　　　　내 체질에서 대면되는 곳의 음악이 나를 치유합니다.
　　　　한쪽에 치우친 음악으로 자신을 몰아가지 말아야 합니다.

6. 체질별 침대 방향과 옷의 색깔

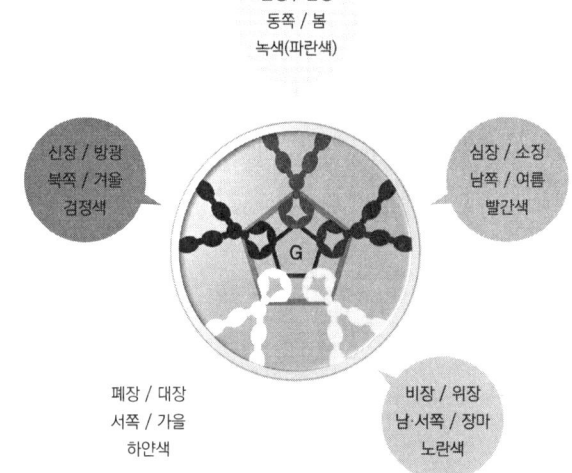

영수50체질과 풍수

예) 폐장의 기운이 높은 사람은 동쪽의 기운이 좋습니다.
침대의 방향이나 베개를 동쪽으로 하면 기분이 좋습니다.
드레스 색깔도 초록색이나 빨강 계열의 색이 도움이 됩니다.

point. 본인 체질에 부합되는 음식을 섭취해야 합니다.
　　　내 체질에서 대면되는 곳의 기운이 도움이 됩니다.
　　　부족한 것을 알고 채워서 밸런스를 맞추면 건강에 이롭습니다.

7. 5색 음식의 구분

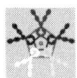
한국 창조5색 음식 면역시스템 연구회
Creation 5Collor Food Society for Immune Systems
무단복사금지

木 초록색/ 간/ 신맛

- 육류: 개고기
- 생선류: 고등어, 꽁치, 청어, 삼치 등 등 푸른 생선, 다슬기
- 콩류/곡물류: 녹두콩, 완두콩, 강낭콩(연두색)
- 견과류: 호박씨, 은행, 피스타치오, 올리브, 스쿠알렌
- 채소류: 시금치, 깻잎, 파(초록색 부분), 오이, 미나리, 쑥, 냉이, 어성초, 갓, 초록색 피망, 브로콜리, 열무, 부추, 머위, 케일, 상추, 아욱, 민들레, 고들빼기, 새싹보리, 초록색 파프리카, 순무청, 무순, 마늘쫑, 곰보배추, 죽순, 머위, 여주, 파슬리, 고비, 애호박
- 과일류: 매실, 키위, 초록색 메론, 청포도

火 빨간색/ 심장/ 쓴맛

- 육류: 양고기, 녹용
- 생선류: 대게, 꽃게, 연어, 참치, 문어, 송어, 빨간 생선
- 콩류/곡물류: 팥, 빨간 강낭콩, 작두콩, 수수, 검은 팥콩
- 견과류: 아마인, 커피(아라비카)
- 채소류: 비트, 고사리, 붉은 고추, 고들빼기, 빨간 피망, 토마토, 구기자, 천년초, 고구마, 지치, 오미자, 영지버섯, 적상추
- 과일류: 대추, 딸기, 체리, 거봉, 앵두, 수박, 석류, 무화과, 산딸기, 자두, 가시오가피 열매, 아사이베리, 무화과

土 노란색/ 비장/ 단맛

- 육류: 소고기, 말고기, 우유, 유제품
- 생선류: 노란전갱이 등
- 콩류/곡물류: 메주콩, 병아리콩, 콩나물, 조, 기장
- 견과류: 호두, 아몬드
- 채소류: 당근, 고구마, 단호박, 꾸지뽕, 노란 피망
- 과일류: 황도, 살구, 파인애플, 모과, 곶감, 홍시, 연시, 단감, 오렌지, 귤, 한라봉, 망고, 노란 멜론, 파파야, 유자

金 흰색/ 폐장/ 매운맛

- 육류: 닭고기, 오리고기, 계란
- 생선류: 명태, 굴비, 조기, 오징어, 주꾸미, 낙지, 멸치, 붕어, 전복
- 콩류/곡물류: 흰색 작두콩, 흰동부, 밤
- 견과류: 잣, 땅콩, 캐슈너트, 참깨, 해바라기씨
- 채소류: 무우, 배추, 양배추, 더덕, 도라지, 감자, 마늘, 인삼, 양파, 대파, 우엉, 연근, 느타리버섯, 양송이버섯, 새송이버섯, 표고, 야콘
- 과일류: 참외, 바나나, 사과, 배, 백도, 두리안

水 검은색/ 신장/ 짠맛

- 육류: 돼지고기, 오골계, 흑염소
- 생선류: 장어, 가물치, 우럭, 오징어 먹물, 미꾸라지, 복어, 메기
- 콩류/곡물류: 검정콩, 서리태, 서목태, 흑미, 흑메밀
- 견과류: 검정깨, 들깨
- 해조류: 미역, 파래, 다시마, 김, 톳, 파래
- 채소류: 검정마늘, 목이버섯, 능이버섯, 가지, 흑마늘
- 과일류: 건포도, 머루포도, 블루베리, 오디, 캠벨포도

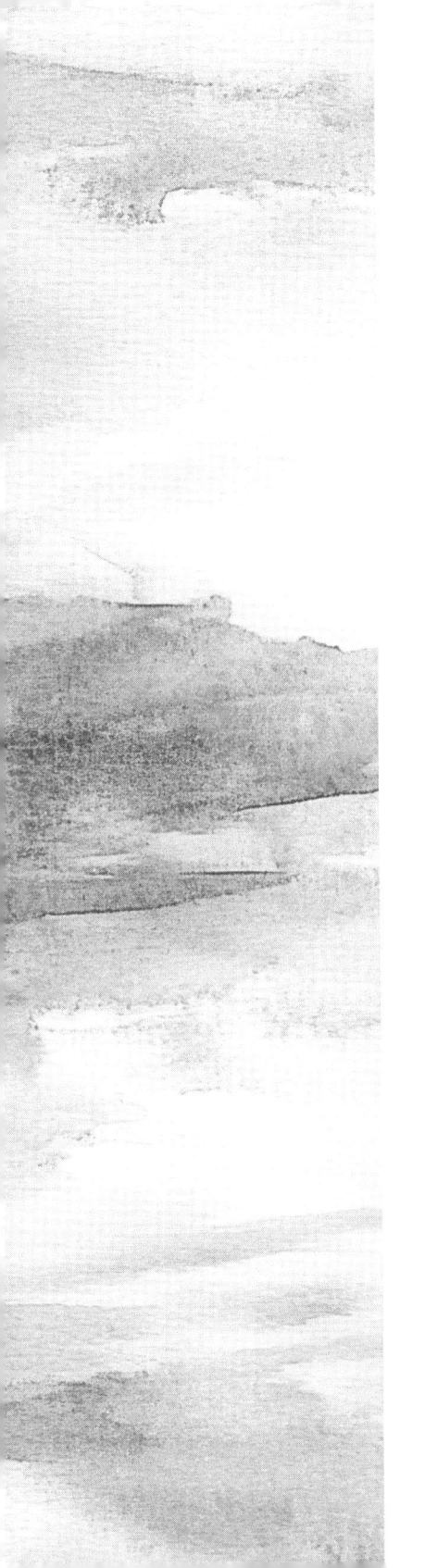

5부

영수50체질 설문과 체질 분석

1. 질병 예방과 건강을 관리하는 양생법(養生法)

체질 구분 & 목적

잉태일에 비장(祕藏)된 하늘(天)의 기(氣)와 땅(地)의 질(質)을 간지(干支)의 오행(五行) 및 음양(陰陽)의 이법으로 정하여 체질(體質)구분법으로 체질 분석을 하고, 체질에 맞는 섭생을 바르게 하여 질병예방 및 건강회복에 목적을 둡니다.

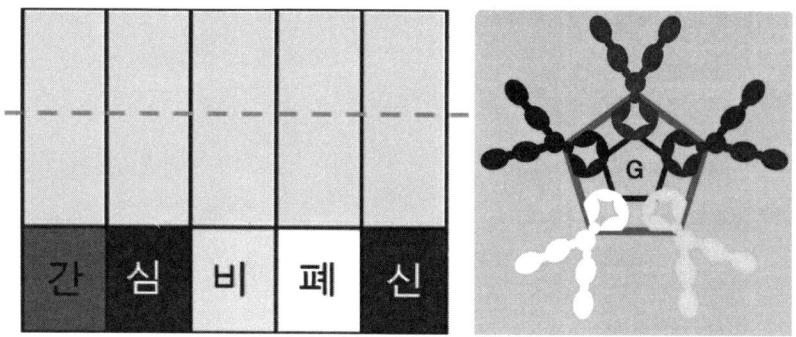

간장(木)의 기운이 실해지면

1. 배 우측이 통증이 있고 묵직하고 옆구리가 불편합니다.
2. 성질이 급해지고 분노가 생기고 화를 잘 냅니다.
3. 얼굴 또는 피부가 검어집니다.
4. 신장도 같이 실해지면서 허리 통증도 유발합니다.
5. 목구멍이 건조해지고, 씨나 뭐가 걸린 듯한 느낌이 있습니다.
6. 말을 많이 안 하고 뭔가 어지럽고 불편합니다.
7. 멀미를 쉽게 합니다(비허/ 위실/ 간실).
8. 불면증이 생깁니다.
9. 두통이 심해집니다(좌편 후두통, 좌 두통).
10. 자꾸 걷는 사람이 있습니다. 많이 걷는다고 좋은 것 아닙니다.

* 간장, 심장이 실하면 교감 신경이 올라갑니다. 눈동자가 빨개지거나 실핏줄이 터질 수 있습니다. 흰색 음식으로 회복에 도움이 됩니다. 불면증에 흰색 음식과 노란색 음식이 도움이 됩니다.

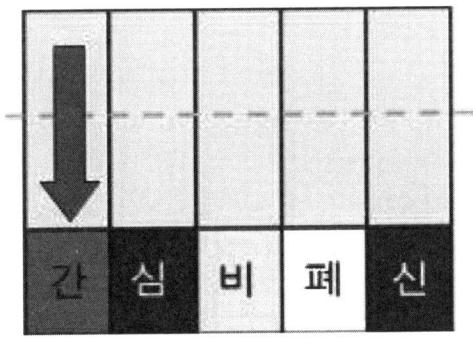

심장(木)의 기운이 실해지면

1. 흉통이 있거나 호흡의 불편함을 느낄 수 있습니다.
2. 천식증세가 발현될 수 있습니다.
3. 현기증 & 어지럼이 많아지기 시작합니다.
4. 코피가 잘 터집니다.
5. 코피 터지는 것은 혈압 오르려는 것을 막기 위한 것입니다.
6. 눈에 충혈이 있거나 많아지기 시작합니다.
7. 손이나 발이 뜨끈뜨끈 열이 납니다.
8. 울화병이 생깁니다.
9. 지성 피부로 변환이 되기 시작합니다.
10. 구내 염증 또는 혓바닥이 빨개지면 민감해집니다.
11. 골다공증의 발병이 생길 수 있습니다.

* 검은색 음식, 흰색 음식이 회복에 도움이 됩니다. 불면증에 흰색 음식과 노란색 음식이 도움이 됩니다.

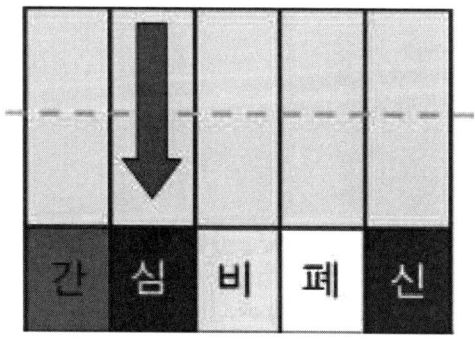

비장(木)의 기운이 실해지면

1. 손과 발이 무기력해짐을 느낄 수 있습니다.
2. 잘 안 움직인다면 걸으세요. 걸어야 삽니다.
3. 살이 뜨거워져서 화농성 질환이 올 수 있습니다.
4. 욕창이 잘 생기는 사람들입니다.
5. 정력이 약해집니다(조루 등/ 신허).
6. 현기증, 어지럼증, 혈소판 증가증이 생길 수 있습니다.
7. 생각하기를 싫어합니다. 정신력과 지구력이 약해집니다.
8. 발목을 접질리거나 발목이 약해집니다.
9. 허리가 아픕니다(신허). 날씨 영향으로 신경통이 발생합니다.
10. 아토피 등 피부질환이 시작됩니다.
11. 침이 많이 나옵니다. 이는 유연증으로 발전할 수 있습니다.
12. 위산과다로 위염이 발병할 수 있습니다.
13. 찰밥을 잘 소화시킵니다.

* 검은색 음식, 초록색 음식으로 회복에 도움이 됩니다. 불면증에 흰색 음식과 노란색 음식이 도움이 됩니다.

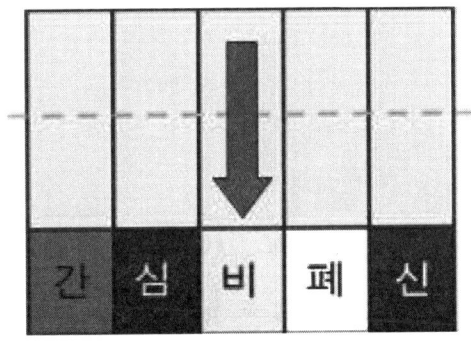

폐장(木)의 기운이 실해지면

1. 호흡이 곤란해짐을 느낄 수 있습니다.
2. 숨이 턱까지 차는 느낌이 듭니다.
3. 가슴에 흉통을 느낄 수 있습니다.
4. 기관지에 염증이 생길 수 있습니다.
5. 왼쪽 어깨가 결리거나 통증이 생깁니다.
6. 폐렴, 기침, 천식, 재채기를 동반합니다.
7. 비염이 발병합니다.
8. 맑은 가래와 콧물이 잘 흐릅니다.
9. 건선 등 피부질환이 시작됩니다.
10. 피부건조가 많고 발뒤꿈치도 잘 갈라집니다.
11. 코골이 현상도 일어날 수 있습니다.
12. 추위를 잘 탑니다.

* 빨간색 음식, 초록색 음식으로 회복에 도움이 됩니다. 여드름이 잘 생기는 청소년은 닭고기 등을 금해야 합니다.

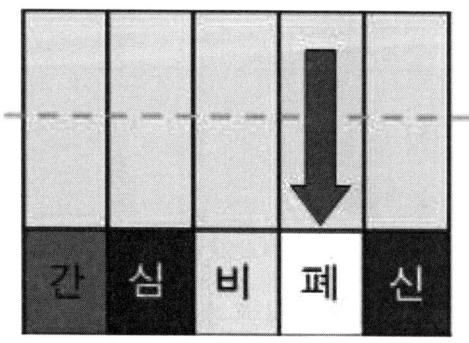

신장(木)의 기운이 실해지면

1. 얼굴이 점점 검어지기 시작합니다.
2. 독특한 체취가 있습니다.
3. 귀에 중이염이 옵니다.
4. 아랫배가 점점 차가워져 갑니다.
5. 밥맛을 점점 잃어 갑니다(체증).
6. 손이나 발에 무좀이 생기거나 더 심해집니다.
7. 맑은 가래, 비염이 발병할 수 있습니다.
8. 맑은 가래와 콧물이 잘 흐릅니다.
9. 몸이 차가워서 여성들의 질병이 많아집니다.
10. 머리가 잘 안 빠지고 풍성합니다.
11. 뼈가 튼실합니다. 통뼈가 많습니다.

* 빨간색 음식, 노란색 음식 섭취로 회복에 도움이 됩니다. 신장이 실한 사람은 물을 많이 안 먹어도 됩니다.

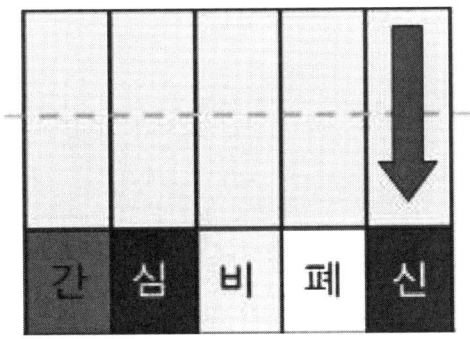

영수50체질 설문지

각 개인의 잉태일을 기반으로 체질을 분석하고, 그 체질에 맞는 음식을 권장하는 혁신적인 건강관리 시스템입니다. 본 발명은 종래의 문제점을 해결하기 위한 것입니다.

본인 의사에 따라 개인의 잉태일에 따른 인체의 구성 시스템과 각각의 체질에 맞는 5색 음식을 추천합니다.

비만, 성인병 등 다양한 질병을 예방하고, 건강을 유지하는 데 도움을 주고자 만든 것입니다.

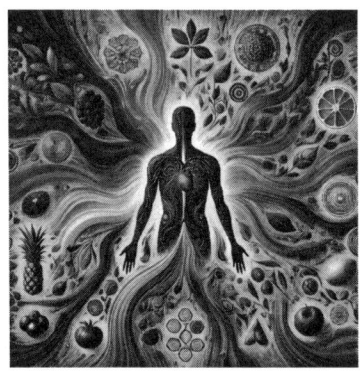

본인 체질을 알고자 하는 분들께 드리는 설문지를 작성하여
내방하시거나 카페 & 톡을 이용하여 주시면 됩니다.

본인 체질을 알고자 하는 분들께 드리는 설문지

> 다음 각각의 7문항 질문의 답은 아래 글을 참조하여 가, 나, 다, 라, 마로 적습니다(필요하면 중복하여 체크).
>
> - 1주일에 3회 이상(암튼 자주 먹는다) (가)
> - 1주일에 1회 이상(자주 먹는 편이다) (나)
> - 한 달(30일)에 2회 정도 가끔 먹는다 (다)
> - 1년에 2회 이상 먹는다 (라)
> - 관심 전혀 없다 & 1년 동안 먹은 기억이 거의 없다 (마)

1. 즐겨 먹는 생선을 체크해 봅니다.

    (중복 체크 가, 나, 다, 라, 마)

    (1) 고등어, 꽁치, 삼치, 다랑어. 등 푸른 생선( )

    (2) 연어, 참치, 열기, 문어, 송어, 꽃게, 새우( )

    (3) 노랑굴비, 황조기( )

    (4) 명태(동태), 조기, 굴비, 갈치, 가자미, 오징어, 낙지( )

    (5) 미꾸라지(추어탕), 붕어, 가물치, 장어, 우럭 등( )

2. 자주 먹는 콩/곡물류에 대해 체크해 봅니다.

    (가, 나, 다, 라, 마)

    (1) 녹두콩, 완두콩, 초록색 강낭콩, 청서리태 등( )

    (2) 팥, 수수, 빨간 강낭콩, 팥콩( )

(3) 메주콩, 노란콩, 대두, 백태, 옥수수, 조, 기장, 호밀( )

(4) 흰색 강낭콩, 흰색 동부콩, 작두콩, 율무 등( )

(5) 검정 강낭콩, 서목태, 서리태, 보리, 들깨 등( )

3. 좋아하고 자주 먹는 육류를 체크해 봅니다.

   (가, 나, 다, 라, 마)

   (1) 개고기(가, 나, 다, 라, 마)

   (2) 양고기(가, 나, 다, 라, 마)

   (3) 소고기(가, 나, 다, 라, 마)

   (4) 오리, 닭고기(가, 나, 다, 라, 마)

   (5) 돼지고기(가, 나, 다, 라, 마)

매일 먹는 음식의 섭취는 건강과 질병에 밀접한 관계가 있답니다.
- 음식의 5색과 자신의 DNA 면역시스템을 바로 알아야 한다!

4. 좋아하는, 자주 먹는 야채와 관련해서 체크해 봅니다.

   (가, 나, 다, 라, 마)

   (1) 초록색 야채류, 부추, 깻잎, 브로콜리, 샐러리, 호박 냉이 등 ( )

   (2) 빨강색 야채류, 비트, 지치, 자색고구마, 빨간 피망 ( )

   (3) 노란색 야채류, 옥수수, 고구마, 카레, 노란 피망 등 ( )

   (4) 흰색 야채류, 흰색 버섯, 우엉, 감자, 대파, 연근, 양배추 등 ( )

   (5) 검정색 야채류, 미역, 다시마, 김, 가지, 목이버섯 등 ( )

5. 좋아하고 자주 먹는 견과류를 체크해 봅니다.

   (가, 나, 다, 라, 마)

   (1) 호박씨, 피스타치오, 아보카도, 올리브, 은행 ( )

   (2) 아마인, 루비호두, 크랜베리, 아라비카 커피 등 ( )

   (3) 호두, 피칸, 아몬드 등 ( )

   (4) 캐슈너트, 잣, 땅콩, 브라질너트, 마카다미아 등 ( )

   (5) 건포도, 검정깨, 들깨, 흑콩 볶음 등 ( )

6. 좋아하고 즐겨 먹는 과일에 대해 체크해 봅니다.

   (가, 나, 다, 라, 마)

   (1) 청색 포도, 키위, 메론, 매실, 블루베리 등 ( )

   (2) 거봉, 자두, 홍시, 석류, 딸기, 복분자, 앵두, 수박, 자몽 ( )

   (3) 단감, 귤, 오렌지, 망고, 곶감, 황도, 살구, 유자 ( )

   (4) 배, 바나나, 참외, 사과, 두리안, 백도 등 ( )

   (5) 블랙베리, 머루포도, 캠벨포도, 오디 등 ( )

7. 좋아하는 맛에 대해 체크하세요.

   (중복 체크 가, 나, 다, 라, 마)

   (1) 평소에 신맛이 좋다 ( )

   (2) 평소에 쓴맛을 좋아한다 ( )

   (3) 단맛은 언제라도 좋다 ( )

   (4) 매운맛을 좋아하는 편이다 ( )

   (5) 늘 짜게 먹는 편이다 ( )

8. 아래의 질문에 본인과 관계 있는 곳에 체크해 주세요.

(O, X)

(1) 변비가 가끔 & 때때로 자주 있는 편이다 ( )

(2) 성질이 급해지고 분노 또는 화를 잘 낸다 ( )

(3) 손은 따뜻하나 발이 자주 차다 ( )

(4) 목구멍에 뭔가 걸린 듯한 느낌이 있다 ( )

(5) 피부나 눈동자가 노랗게 변하는 황달증세가 있다 ( )

(6) 피부질환/ 가려움/ 두드러기가 있다 ( )

(7) 불면증이 잘 생긴다. 자다가 이빨을 간다 ( )

(8) 허리에 통증이 심해지고 불편하다 ( )

(9) 두통이 심해지고 왼쪽 측두통이나 후두통이 있다 ( )

(10) 눈동자가 빨개지고 실핏줄이 터진다 ( )

(11) 신맛이 싫어지고 어깨근육이 단단하게 뭉친다 ( )

(12) 심장시술 또는 수술을 한 적이 있다(스텐트 등) ( )

(13) 평소 고혈압이 있다(고혈압 수치 적으세요) ( )

(14) 흉통이나 호흡성 불편함이 있다 ( )

(15) 골다공증이 있다. 코피가 잘 터진다 ( )

(16) 눈 충혈이 가끔씩 있다 ( )

(17) 손과 발에 뜨끈뜨끈 열이 난다 ( )

(18) 뇌졸중 등 뇌혈관 질환이 있다 ( )

(19) 입안에 구취가 심하다/ 충치 & 치통이 있다 ( )

(20) 울화병이 있다. 현기증, 어지럼증이 있다 ( )

(21) 입안에 염증이나 혓바닥이 민감해진다 ( )

(22) 움직이는 것을 별로 안 좋아한다 ( )

(23) 아토피 또는 습진이 있다. 계절성 포함 ( )

(24) 염증이 많은 편이다/ 간혹 허리가 아프다 ( )

(25) 비위가 좋은 편이다 ( )

(26) 어지럼증이나 현기증이 있다 ( )

(27) 발목이 약하고 가끔 걷다가 접질린다 ( )

(28) 허리가 많이 아프고 날이 궂으면 신경통이 발생한다 ( )

(29) 잠을 길게 잘 잔다. 체중이 잘 오른다 ( )

(30) 혈소판 증가증이 있다 ( )

(31) 침이 많이 나온다. 위산과다가 있다 ( )

(32) 아토피 등 피부질환이 있다 ( )

(33) 골다공증이 있다 ( )

(34) 손발이 차다, 가끔 설사가 있다 ( )

(35) 류마티스 관절염이 있다 ( )

(36) 건선 피부로 피부가 가렵다 ( )

(37) 때로 공황장애나 우울증이 있다 ( )

(38) 기침이나 호흡이 곤란한 적이 있다 ( )

(39) 천식, 비염, 재채기가 잘 생긴다 ( )

(40) 맑은 가래 또는 콧물이 잘 흐른다 ( )

(41) 추위에 약하다. 코를 잘 곤다 ( )

(42) 피부건조 또는 여드름이 많거나 잘 생긴다 ( )

(43) 학생 때 여드름이 많았다. 여드름 잘 생긴다 ( )

(44) 성격이 차분하고 몸이 차가운 편이다 ( )

(45) 당뇨가 있다 (공복혈당 수치 적으세요) ( )

(46) 통풍, 부종 등이 있다 ( )

(47) 젊을 때 저혈압 증세가 있었다 ( )

(48) 때때로 아랫배가 차다 ( )

(49) 신우염이나 전립선염 등의 병력이 있다 ( )

(50) 얼굴이 검어지거나 귀에 중이염 등이 있다 ( )

(51) 몸이 차고 차가워서 오는 질병이 있다 ( )

(52) 독특한 냄새가 있다(신장 높은 사람 특징) ( )

(53) 머리숱이 많고(풍성하고) 뼈가 통뼈다 ( )

(54) 이명, 귀에 이상이 있다. 중이염이 있었다 ( )

(55) 밥맛이 없어지고 소화가 잘 안되는 듯하다 ( )

(56) 몸이 차서 부인병이 있다 ( )

(57) 머리가 잘 안 빠지는 타입이다 ( )

9. 다음 질문에 대해 체크합니다.

시력은 어느 쪽이 더 불편한가요?(좌/ 우)

편두통이 있다면 좌우 어느 쪽인가요?(좌/ 우)

이명 & 난청이 있다면 어느 쪽인가요?(좌/ 우)

10. 본인과 관련이 있는 문항에 체크하세요.

(1) 누린내 또는 담배연기 등의 향에 민감하다 ( )

(2) 탄내 나는 향, 자동차 매연 냄새 민감하다 ( )

(3) 단맛이나 단내 나는 향에 많이 민감하다 ( )

(4) 물비린내, 생선 비린내 등에 민감하다 ( )

(5) 삭힌 홍어 등의 향에 민감하다 ( )

11. 현재 본인의 질병 여부 등에 대한 질문입니다.
아래 체크의 여부에 의해 식단 추천이 달라질 수 있습니다.

1) 지방간, 간염, 체증, 멀미, 현기증, 황달, 위염, 위궤양, 변비, 퍼진 설사, 피부질환, 두드러기, 심장성 고혈압, 백혈병, 갑상선 기능저하, 신경과민, 목과 어깨 뭉침, 디스크

2) 대상포진, 협심증, 본태성 고혈압, 심통, 가슴 답답, 눈 충혈, 두열, 탈모, 심계항진, 신경염증

3) 갑상선 항진증, 골다공증, 관절염, 아토피, 시력감퇴, 청력감퇴, 신허요통, 건선, 다뇨, 유방암, 방광염, 퇴행성 관절

4) 냉기, 두통, 쑤시는 통증, 허리·골반 통증, 하지 무력, 경기, 설사생리통, 부정맥, 우울증, 류마티스, 치질, 항문병, 전신부종, 건선, 뇌경색, 심근경색, 혈관꽈리, 대인공포, 공황장애, 비염, 류마티스

5) 냉기, 수족 저림, 부인병질환, 자궁근종, 빈혈, 멀미, 신우염, 중풍, 신장성 고혈압, 저혈압, 부정맥, 전립선염, 소화불량, 멀미, 통풍, 부종

6) 당뇨(아침 공복 수치:) 고혈압(   )

7) 기타 불편한 곳:

특허 KR101765201B1 체질개선을 위한 오색음식분류시스템

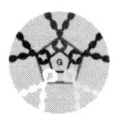

세계 창조 5색 음식 면역시스템 연구회

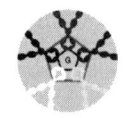

"영수50체질" 음식 면역시스템

(참고) 이 설문지는 5색 음식 면역시스템에 관심 있는 분에게 해당하며 설문자의 건강에 도움을 주기 위해 "한국 창조 5색 음식 면역시스템 연구회"의 자문을 얻어 설문을 토대로 가능한 한 본인에 맞는 음식을 추천합니다. 추천 음식을 섭취하고 안 하고 선택은 본인 의사입니다.

또한 아래의 개인정보 활용에 동의하지 않으면 저희는 설문자의 건강과 질환에 대한 의견을 말씀드릴 수 없습니다. 이를 양지하시고 이해를 바랍니다.

본인의 체질을 알고자 하시는 분은 이 설문지를 활용하시기 바랍니다.
모든 상담에는 상담료가 있습니다.
필요에 의해서 하실 분은 개인정보가 있으므로
가급적 개인 카톡을 이용하시기 바랍니다.

문의: 카톡 아이디 goodday7888/ 010-2277-2851

성명		전화	
생년			음력, 양력/ 남, 여

본인의 개인정보를 건강과 관련해서 활용함을 동의합니다.
　　　　　　　2025년　　월　　일　성명:　　　　　(인)

2. 체질 분석의 예

"영수50체질"을 이용하여 개개인의 잉태일을 기준으로 풀어 본 체질과 음식 추천의 내용입니다. 누구나 체질과 음식의 상관관계를 알면 쉽게 질병에서 벗어나 건강을 회복할 수 있습니다.

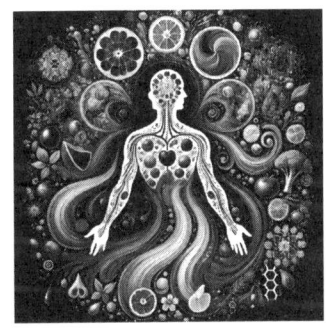

"영수50체질"은 각 개인의 잉태일을 기반으로 체질을 분석하고, 그 체질에 맞는 음식을 권장하는 1:1 혁신적인 건강회복 시스템입니다.

본 발명은 종래의 문제점을 해결하기 위한 것입니다.

본인 의사에 따라 개인의 잉태일에 따른 인체의 구성 시스템과 각각의 체질에 맞는 5색 음식을 추천합니다. 비만, 성인병 등 다양한 질병을 예방하고, 건강을 유지하는 데 도움을 주고자 만든 것입니다.

(특허 체질개선을 위한 오색 음식분류 시스템)

체질에 대한 설문지가 들어온 분 중에서

1972년 09월 14일(음력/ 女) 민○○

1. 잉태 시기: 72년 1월 20일
2. 이 사람 체질은 무엇일까요?
3. 왜 변비가 있을까요?
4. 유방암 1기 판정
5. 유방암은 왜 왔을까요?
6. 그러면 건강 회복 음식은 무엇인가요?
7. 정말 음식만 먹으면 회복될 수 있을까요?

출생일 1972.10.20.
입태시기(잉태일) :
1972년 01월 20일
→木水太過

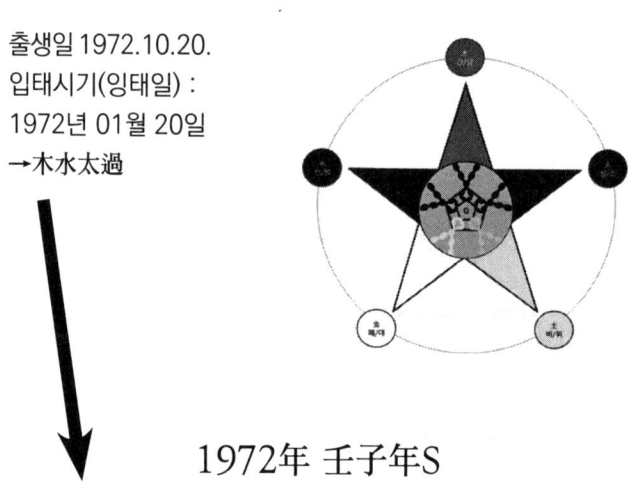

1972年 壬子年S

| 木水 1월 8일~3월 19일 | 木木 3월 20일~4월 1일 |
| 火木 4월 2일~5월 20일 | 火火 5월 21일~6월 6일 |

체질 분석의 예

(민○○/ 1972. 09. 14. 음)

- ▶ 영수50체질은 출생일이 아닌 잉태일을 기준으로 합니다.
- ▶ 입태 시기에 男女·DNA·인체 시스템 구성이 완료됩니다.
- ▶ 임신 기간(280일)을 앞으로 가면 입태 시기가 나옵니다.

→ 입태 시기: 1972년 01월 20일
입태 시기로 본 영수50체질: 木水太過
현재 질환: 위염/ 두통/ 당뇨 등

목수태과로 간장이 매우 실한 체질입니다.
→ 해독력이 좋으니 술을 잘합니다.
→ 간 에너지가 실한데 과해서 위염과 두통이 왔습니다.
→ 면역력이 약해지면서 당뇨 초기 증세가 나타났습니다.

등 푸른 생선 및 초록색 야채 등의 음식을 멀리해야 합니다.
위염은 오래 두면 궤양으로 발전하고 암으로 갈 수 있어요.
간의 문제로 인한 두통은 좌측 또는 후면 좌측 두통입니다.
인체 면역력이 떨어지면 당뇨 바이러스가 활동합니다.
초기 체질 개선을 통해 수개월이면 완전 회복이 가능합니다.

회복 음식 추천

→ 초록색 관련 모든 음식을 빠르게 차단하는 것이 필요해 보입니다.
→ 노란색 음식과 흰색 음식이 절대적으로 필요합니다.
→ 특히 추천 음식 중에서 단백질이 절대적으로 필요합니다.
→ 더 세부적인 것은 상담을 통해 진행이 됩니다.

* 주의: 개개인의 50체질에 따라 음식 추천이 달라집니다.

체질 분석의 예

(성명: 문○○)

예) 1961년 ○월 ○일(-280일 → 입태 시기)
현재 질환: 역류성 식도염/ 위염/ 신장문제/ 당뇨 등
입태 시기로 본 체질: 土金太過

토금태과로 간장이 매우 허한 체질입니다.
→ 이로 인해서 역류성 식도염이 왔습니다.
→ 초록색의 음식이 필요합니다.

위염/위궤양

비장의 에너지가 높아지면 위산과다가 일어납니다.
→ 소고기 유제품 등 노란색 음식을 멀리해야 합니다.
→ 위장에 문제가 생기면 반드시 신장에 무리가 옵니다.

당뇨

인체 면역력이 떨어지면 당뇨 바이러스가 활동합니다.
초기 반드시 체질 개선을 통해 완전 회복을 하면 됩니다.

회복 음식 추천

노란색 음식, 흰색 음식을 빠르게 차단하는 것이 필요해 보입니다.
초록색 음식과 빨간색 음식이 절대 필요합니다.
→ 특히 어류나 콩류의 단백질이 절대적으로 필요합니다.
더 세부적인 것은 상담을 통해 진행이 됩니다.

*주의: 개인의 세부 50체질에 따라 음식 추천이 다릅니다.
미루어 짐작하지 말고 반드시 본인 체질에 맞아야 합니다.

체질 분석의 예

(성명: 조○○)

▶ 영수50체질은 출생일이 아닌 잉태일을 기준으로 합니다.
▶ 입태 시기에 男女·DNA·인체 시스템 구성이 완료됩니다.
▶ 임신 기간(280일)을 앞으로 가면 입태 시기가 나옵니다.

1957년 ○월 ○일(-280일 → 입태 시기)
현재 질환: 수족냉증/ 위염 등 만성질환
입태 시기로 본 체질: 木土 不及

간의 에너지가 허하게 설계되었습니다.
간이 허해서 자주 피곤하고 술을 잘하지 못합니다.

금(폐)의 기운이 강한 사람으로 냉한 체질입니다.
그런데 닭고기, 감자 등 흰색 음식을 계속 섭생하니 수족냉증이 갈수록 심해집니다.
그래서 류마티스, 비염, 건선 피부 등이 있습니다.
또한 비장의 기운이 강하고 위가 실한 경우라 위산과다로 인해 위에 염증이 있습니다.
계속되면 위궤양, 위암 또는 신장염으로 발전합니다.

회복 음식 추천

흰색 음식/ 노란색 음식을 삼가고 초록색 음식과 빨간색 음식을 추천합니다. 더 세부적인 것은 상담을 통해 진행이 됩니다.

* 주의: 50체질에 따라 음식 추천이 다릅니다.

체질 분석의 예

(성명: 김○○)

예) 1964년 ○월 ○일(-280일 → 입태 시기)
현재 질환: 간경화 B기/ 위궤양 등
입태 시기로 본 체질: 金金 不及

폐의 에너지가 매우 허하게 설계되었습니다.
금연이 필수이고 해당 음식을 확보해야 합니다.
목(간)의 기운이 강한 해독력이 좋은 체질입니다.
대부분 술을 매우 많이 마시는 두주불사 체질입니다.
술을 좋아하고 과음한 데다 초록색, 검은색, 빨간색 안주가 끊임없이 들어오니 과해서 간에 탈이 났습니다.
간암으로 가기 전 단계입니다.
특히 2025년 2월부터 목의 기운이 높은 달입니다.
빠른 회복이 필요합니다. 무조건 체질 개선 프로그램을 해야 합니다.

회복 음식 추천

초록색 음식을 완전 차단하고 빨간색 음식과 검은색 음식도 가급적 삼갑니다.
흰색 음식과 노란색 음식을 필히 섭생합니다.
더 세부적인 것은 상담을 통해 진행이 됩니다.

*주의: 50체질에 따라 음식 추천이 다르고, 그 사람의 식생활 습관에 따라 다릅니다. 대충 짐작해서 음식을 드시면 안 됩니다.

체질 분석의 예
(성명: 정○○)

▶ 영수50체질은 출생일이 아닌 잉태일을 기준으로 합니다.
▶ 입태 시기에 男女·DNA·인체 시스템 구성이 완료됩니다.
▶ 임신 기간(280일)을 앞으로 가면 입태 시기가 나옵니다.

예) 1964년 ○월 ○일(-280일 → 입태 시기)
현재 질환: 아토피/ 방광염/ 머리 빠짐 등
입태 시기로 본 체질: 土金太過

비장의 에너지가 매우 실하게 설계되었습니다.
소화력이 좋으나 위산과다의 염려가 있습니다.
비장이 높아서 방광염이 왔습니다.
노란색 음식을 멀리하고 검은색 음식을 섭생합니다.
비장의 높은 기운으로 아토피가 있어 가렵습니다.
흰색 음식을 멀리하고 초록색과 빨간색 음식을 가까이하면 피부 가려움이 사라집니다(노란색은 아토피에 안 좋습니다).

회복 음식 추천

노란색 음식, 흰색 음식을 차단하고 초록색 음식, 빨간색 음식을 주로 하면서(단백질 필요) 검은색 음식도 매일 소식합니다.
머리가 빠짐은 단백질 부족입니다.
더 세부적인 것은 상담을 통해 진행이 됩니다.

* 주의: 체질에 따라 음식 추천이 다르고, 식생활 습관에 따라 다릅니다.
대충 짐작해서 음식을 드시면 안 됩니다.

체질 분석의 예

(성명: 박○○)

예) 1967년 ○월 ○일(-280일 → 입태 시기)
현재 질환: 하지정맥/ 어깨 결림/ 음낭수종 등
입태 시기로 본 체질 - 木土太過

하지정맥

심장의 에너지가 허하면 발병합니다.
부종이 생겨날 수 있습니다.
빨간색의 음식이 필요합니다.

어깨 결림

간장의 에너지가 실하게 설계되었습니다.
간이 열 받으면 우측 어깨가 아픕니다.

음낭수종

신장의 기운이 좋은데 검은색과 흰색 음식이 과하게
들어오니 음낭에 염증이 발병하였습니다.

회복 음식 추천

초록색 음식 검은색 음식을 차단하고 노란색 음식과 빨간색 음식을 주로 먹습니다.
더 세부적인 것은 상담을 통해 진행이 됩니다.

* 주의: 50체질에 따라 음식 추천이 다르고, 그 사람의 식생활 습관에 따라 다릅니다.
대충 짐작해서 음식을 드시면 안 됩니다.

체질 분석의 예

(성명: 노○○)

예) 1966년 ○월 ○일(-280일 → 입태 시기)
현재 질환: 위궤양/ 어깨 결림/ 수족냉증/ 기침 등
입태 시기로 본 체질: 木木 不及

위궤양
심장의 에너지가 허하며 신장이 높으면 발병합니다.
부종이 생겨날 수 있습니다.
빨간색의 음식이 필요합니다.

어깨 결림
폐장의 에너지가 실하게 설계되었습니다.
폐장이 열 받으면 좌측 어깨가 결립니다.

수족냉증과 기침
폐장의 기운이 높은데 흰색 음식이 과합니다.

회복 음식 추천
초록색 음식, 빨간색 음식을 주로 섭생하고 검은색 음식을 보조합니다.
더 세부적인 것은 상담을 통해 진행이 됩니다.

* 주의: 50체질에 따라 음식 추천이 다르고, 그 사람의 식생활 습관에 따라 다릅니다.
대충 짐작해서 음식을 드시면 안 됩니다.

체질 분석의 예

(성명: 한○○)

예) 1956년 ○월 ○일(-280일 → 입태 시기)
현재 질환: 역류성식도염/ 위염/ 신장문제/ 당뇨 등
입태 시기로 본 체질: 金水太過

금수태과로 심장이 매우 허한 체질입니다.
→ 이로 인해서 부종과 부정맥이 있습니다.
→ 빨간색의 음식이 필요합니다. 중요한 건 단백질입니다.

위염/당뇨

신장의 에너지가 높아져서 당뇨와 위에 염증이 일어났습니다.
→ 돼지고기, 검정콩 등 검은색 음식을 멀리해야 합니다.
→ 위에 문제가 생기면 반드시 신장에도 안 좋습니다.

당뇨

인체 면역력이 떨어지면 당뇨 바이러스가 활동합니다.
초기에 반드시 체질 개선을 통해 완전 회복을 하면 됩니다.

회복 음식 추천

검은색 음식, 흰색 음식을 빠르게 차단하는 것이 필요해 보입니다.
빨간색 음식/ 노란색 음식이 절대 필요합니다.
→ 특히 어류나 콩류의 단백질이 절대적으로 필요합니다.
→ 더 세부적인 것은 상담을 통해 진행이 됩니다.

*주의: 개인의 세부 50체질에 따라 음식 추천이 다릅니다.
미루어 짐작하지 말고 반드시 본인 체질에 맞아야 합니다.

체질 분석의 예

(성명: 김○○)

예) 1971년 ○월 ○일(-280일 → 입태 시기)
현재 질환: 변비/ 위궤양/ 허리 통증/ 불면증 등
입태 시기로 본 체질: 木水太過

목수태과로 간 에너지가 매우 실한 체질입니다.
→ 이로 인해서 변비와 위궤양이 있습니다.
→ 노란색의 음식이 필요합니다(포인트는 단백질).

불면증/허리 통증

간이 많이 실해지면서 신장의 에너지가 너무 높아져서 허리에 통증이 발병했습니다.
→ 등 푸른 생선, 단백질, 야채 등 초록색 음식을 차단합니다.
→ 무시하면 당뇨와 혈압 등을 불러올 수 있습니다.
→ 인체 면역력이 떨어지면 당뇨 바이러스가 활동합니다. 초기에 체질 개선을 통해 완전 회복을 하면 됩니다.

회복 음식 추천

노란색 음식, 빨간색 음식의 섭생이 필요해 보입니다.
초록색 음식/ 검은색 음식은 절대 차단해야 합니다.
→ 특히 어류나 콩류의 단백질이 포인트입니다.
더 세부적인 것은 상담을 통해 진행이 됩니다.

* 주의: 개인의 세부 50체질에 따라 음식 추천이 다릅니다.
미루어 짐작하지 말고 반드시 본인 체질에 맞아야 합니다.

체질 분석의 예

(성명: 문○○)

예) 입태 시기 1961년 ○월 ○일 → 1960년 10월 ○일
과거·현재 질환: 대상포진/ 눈 충혈/ 조루증/ 고혈압 등
입태 시기로 본 체질: 火火太過

화화태과로 심장 에너지가 매우 실한 체질입니다.
→ 이로 인해서 대상포진이 왔었습니다. 또 올 수 있습니다.
→ 고혈압은 식체가 원인입니다.
→ 조루증은 심장 에너지가 높아서 신장이 허함으로 옵니다.
→ 관상동맥, 협심증 등의 질환이 올 수 있습니다.
빨간색 음식, 쓴맛 등의 음식이 심장에 기운이 갑니다.
→ 고기류 및 야채, 과일 등 빨간색 음식을 차단해야 합니다.
→ 무시하면 당뇨와 더 위험한 고혈압 등을 불러올 수 있습니다.
→ 인체 면역력이 떨어지면 당뇨 바이러스가 활동합니다.
* 당뇨는 초기에 체질 개선을 통해 완전 회복을 하면 됩니다.

회복 음식 추천

빨간색 음식의 차단이 필요해 보입니다.
초록색 음식도 가능하면 멀리해야 합니다.
검은색 음식, 흰색 음식이 회복 음식입니다(단백질이 포인트).
더 세부적인 것은 상담을 통해 진행이 됩니다.

* 주의: 개인의 세부 50체질에 따라 음식 추천이 다릅니다.

체질 분석의 예
(성명: 문○○)

예) 입태 시기 1958년 1월 ○일 → 1957년 4월 27일
과거·현재 질환: 신장염/ 수족냉증/ 부정맥 등
입태 시기로 본 체질: 火火 不及

화화불급으로 심장 에너지가 매우 허한 체질입니다.
→ 심장이 많이 허해서 신장염이 왔습니다.
→ 부정맥은 책의 본문에서 참고하시기 바랍니다.
→ 수족냉증은 심장 에너지가 낮아서 신장이 강하므로 옵니다.
→ 폐장의 에너지가 강해져서도 수족냉증이 왔습니다.

빨간색 음식, 쓴맛 등의 음식이 심장에 기운이 갑니다.
→ 고기류, 야채, 과일 등 빨간색 음식을 섭생해야 합니다.
→ 차가운 곳을 피하고 항상 몸을 따뜻하게 보호해야 합니다.
→ 인체 면역력이 떨어지면 당뇨 바이러스가 활동합니다.
* 당뇨는 초기에 체질 개선을 통해 완전 회복을 하면 됩니다.

회복 음식 추천
빨간색 음식이 절대적으로 필요해 보입니다.
초록색 음식도 가능하면 많이 섭취해야 합니다.
검은색 음식, 흰색 음식은 절대 차단해야 할 음식입니다.
더 세부적인 것은 상담을 통해 진행이 됩니다.

* 주의: 개인의 세부 50체질에 따라 음식 추천이 다릅니다.

체질 분석의 예

(성명: 연○○)

▶ 영수50체질은 출생일이 아닌 잉태일을 기준으로 합니다.

예) 입태 시기 1975년 2월 ○일 → 1974년 5월 8일
과거·현재 질환: 건선/ 수족냉증/ 부정맥/ 당뇨
입태 시기로 본 체질: 金土太過

금토태과로 폐장 에너지가 매우 실한 체질입니다.
→ 폐장이 많이 실해서 건선으로 가렵고 고생합니다.
→ 부정맥은 책의 본문에서 참고하시기 바랍니다.
→ 수족냉증은 폐장 에너지가 높아서 옵니다.
→ 당뇨는 면역력이 흐트러져서 당뇨 바이러스가 활동합니다.

흰색 음식, 매운맛 등의 음식이 폐장에 기운이 갑니다.
→ 고기류, 야채, 과일 등 빨간색 음식을 섭생해야 합니다.
→ 차가운 곳을 피하고 항상 몸을 따뜻하게 보호해야 합니다.
→ 인체 면역력이 떨어지면 당뇨 바이러스가 활동합니다.
* **당뇨는 초기에 체질 개선을 통해 완전 회복을 하면 됩니다.**

회복 음식 추천

빨간색 음식이 절대적으로 필요해 보입니다.
초록색 음식도 가능하면 많이 섭취해야 합니다.
흰색 그리고 검은색은 절대 차단해야 할 음식입니다.
더 세부적인 것은 상담을 통해 진행이 됩니다.

* 주의: 개인의 세부 50체질에 따라 음식 추천이 다릅니다.

체질 분석의 예

(성명: 김○○)

▶ 영수50체질은 출생일이 아닌 잉태일을 기준으로 합니다.
▶ 입태 시기에 男女·DNA·인체 시스템 구성이 완료됩니다.
▶ 임신 기간(280일)을 앞으로 가면 입태 시기가 나옵니다.

예) 입태 시기 1999년 2월 ○일 → 1998년 5월 ○일
과거·현재 질환: 아토피/ 구취, 치통/ 허리 신경통
입태 시기로 본 체질: 土土太過

토토태과로 비장 에너지가 매우 실한 체질입니다.
→ 비장이 많이 실해서 아토피로 가렵고 고생합니다.
→ 소고기 등 노란색 음식이 과하면 발병합니다.
→ 신경통 역시 비장이 실한데 신장이 허해서 옵니다.
노란색 음식, 단맛 등의 음식이 비장에 기운이 갑니다.
→ 고기류, 야채, 과일 등 검은색 음식을 섭생해야 합니다.
→ 너무 더운 곳을 피하고 몸을 시원하게 해 주면 좋습니다.

회복 음식 추천

검은색 음식이 절대적으로 필요해 보입니다.
초록색 음식도 가능하면 많이 섭취해야 합니다.
매실식초 등 초록색으로 만든 자연식초도 매우 좋습니다.
노란색 음식은 절대적으로 차단해야 할 음식입니다.
더 세부적인 것은 상담을 통해 진행이 됩니다.

* 주의: 개인의 세부 50체질에 따라 음식 추천이 다릅니다.

체질 분석의 예

(성명: 방○○)

▶ 영수50체질은 출생일이 아닌 잉태일을 기준으로 합니다.

예) 입태 시기 1955년 05월 00일 → 1954년10월00일
과거·현재 질환: 심한 변비/ 위염
입태 시기로 본 체질: 木火太過

목화태과로 간장 에너지가 매우 실한 체질입니다.
→ 간장이 많이 실해서 변비 등이 올 수 있습니다.
→ 목의 기운이 높은데 초록색 음식이 과했습니다.
→ 목의 기운이 높아서도 위염이 발병합니다.
→ 위염은 궤양과 위암 등으로 발전할 수 있습니다.

초록색 음식, 신맛 등의 음식은 간장에 기운이 갑니다.
→ 고기류, 야채, 과일 등 흰색 음식을 섭생해야 합니다.
→ 섬유질이 많은 초록색 음식(?)은 반드시 피해야 합니다.

회복 음식 추천

하얀색 음식이 절대적으로 필요해 보입니다.
노란색 음식도 가능하면 많이 섭취해야 합니다.
흰색 음식, 매운맛 음식은 변비 해결에 도움이 됩니다.
초록색 음식과 신맛은 절대적으로 차단해야 할 음식입니다.
더 세부적인 것은 상담을 통해 진행이 됩니다.

* **주의**: 정확한 체질은 반드시 알아야 합니다. 체질과 회복 음식이 중요합니다.

체질 분석의 예

(성명: 성○○)

예) 입태 시기 1971년 11월 ○일 → 1971년 2월 ○일
과거·현재 질환: 당뇨/ 고혈압/ 협심증/ 눈 충혈 등
입태 시기로 본 체질: 水金 不及

수금불급으로 심장 에너지가 매우 실한 체질입니다.
→ 심장이 많이 실해서 협심증이 왔습니다.
→ 고혈압의 원인은 식체입니다.
 사혈 및 체질 음식이 반드시 필요합니다.
→ 내 몸 장기가 원하지 않는 음식은 체하게 만듭니다.
→ 심장의 열기가 위로 올라가면서 눈 충혈을 일으킵니다.

빨간색 음식, 쓴맛 등의 음식이 심장에 기운이 갑니다.
→ 고기류, 야채, 과일 등 하얀색 음식을 섭생해야 합니다.
→ 더운 곳을 피하고 몸을 시원하게 해 줄 필요가 있습니다.
→ 인체 면역력이 떨어지면 당뇨 바이러스가 활동합니다.
* 당뇨는 초기에 체질 개선을 통해 완전 회복을 하면 됩니다.

회복 음식 추천

하얀색 음식이 절대적으로 필요해 보입니다.
검은색 음식도 가능하면 많이 섭취해야 합니다.
빨간색 음식, 초록색 음식은 절대 차단해야 할 음식입니다.
더 세부적인 것은 상담을 통해 진행이 됩니다.

* **주의**: 개인의 세부 50체질에 따라 음식 추천이 다릅니다.

체질 분석의 예

(성명: 주○○)

▶ 영수50체질은 출생일이 아닌 잉태일을 기준으로 합니다.

예) 입태 시기 1963년 ○월 ○일 → 1971년 2월 ○일
과거·현재 질환: 다뇨/ 요실금/ 당뇨/ 변비 등
입태 시기로 본 체질: 水木太過

수목태과로 신장 에너지가 매우 실한 체질입니다.
→ 신장이 많이 실해서 다뇨와 요실금이 왔습니다.
→ 변비는 간의 기운이 높은데 초록색 음식이 과해서입니다.
→ 내 몸 장기가 원하지 않는 음식은 면역력을 떨어뜨립니다.
→ 면역력이 흐트러지면 당뇨 바이러스가 발병할 수 있습니다.

검은색 음식, 짠맛 등의 음식이 신장에 기운이 갑니다.
고기류, 야채, 과일 등 노란색 음식을 섭생해야 합니다.
체질에 맞는 음식을 섭생해 줄 필요가 있습니다.
인체 면역력이 떨어지면 당뇨 바이러스가 활동합니다.
* 당뇨는 초기에 체질 개선을 통해 완전 회복을 하면 됩니다.

회복 음식 추천

노란색 음식이 절대적으로 필요해 보입니다.
빨간색 음식도 가능하면 계속해서 섭취해야 합니다.
검은색 음식·초록색 음식은 절대 차단해야 할 음식입니다.
더 세부적인 것은 상담을 통해 진행이 됩니다.

* 주의: 개인의 세부 50체질에 따라 음식 추천이 다릅니다.

체질 분석의 예

(성명: 김○○)

▶ 영수50체질은 출생일이 아닌 잉태일을 기준으로 합니다.
▶ 입태 시기에 男女·DNA·인체 시스템 구성이 완료됩니다.
▶ 임신 기간(280일)을 앞으로 가면 입태 시기가 나옵니다.

예) 입태 시기 1961년 ○월 ○일 → 1960년 8월 ○일
과거·현재 질환: 퇴행성 관절/ 혈소판 부족/ 위궤양/ 탈모
입태 시기로 본 체질: 木土太過

목토태과로 간장 에너지가 매우 실한 체질입니다.
→ 간장이 많이 실해서 위궤양이 왔습니다.
→ 퇴행성관절염은 따뜻한 체질에서 옵니다.
→ 열이 위로 올라가면서 두피가 약해져서 탈모가 왔습니다.
→ 간이 실하고 비장이 허해져서 혈소판 부족 증상 있습니다.
초록색 음식, 신맛 등의 음식이 간장에 기운이 갑니다.
고기류, 야채, 과일 등 흰색 음식을 섭생해야 합니다.
체질에 맞는 음식을 섭생해 줄 필요가 있습니다.
* 질병이 중복될 경우 어떤 질병을 먼저 회복할 것인지가 중요합니다. 이 순서에 따라 음식이 바뀝니다.

회복 음식 추천

노란색 음식이 절대적으로 필요해 보입니다.
흰색 음식도 가능하면 계속해서 섭취해야 합니다.
검은색 음식, 초록색 음식은 절대 차단해야 할 음식입니다.
더 세부적인 것은 상담을 통해 진행이 됩니다.

* 주의: 개인의 세부 50체질에 따라 음식 추천이 다릅니다.

도움이 되는 제품 소개

액화 산화질소
NOQ288/ NO Circle (산화질소 활성수)

- 콴툼 파동수에 용존된 혁신적인 건강 솔루션

플라스마 기술과 콴툼 과학의 결합으로 탄생한 혁신적인 산화질소 활성수를 소개합니다. 이 제품은 과학적 정밀성과 자연의 힘을 결합하여 건강을 증진시키는 새로운 방법을 제시합니다. 최상의 건강을 위한 혁신적인 솔루션, NOQ288/ NO CIRCLE 이 여러분의 삶을 변화시킬 준비가 되었습니다.

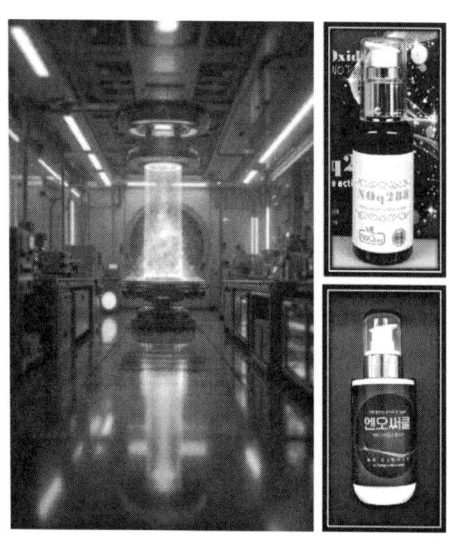

플라스마 기술을 이용한 N.O 기체 포집

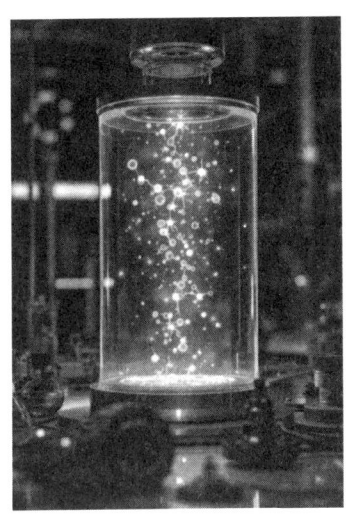

1. 플라스마 생성
고 에너지 전기 방전을 통해 이온화 된 기체 상태인 플라스마를 생성합니다.

2. 산소와 질소 분리
플라스마 상태에서 공기 중의 산소와 질소 분자를 효과적으로 분리합니다.

3. 기체 포집
분리된 산소와 질소를 특수 설계된 포집 장치를 통해 수집합니다.

NO (산화질소) 249.9ppm	→ NO 수치를 측정하는 중(측정기 수입품) → 0.5초 만에 산화질소 249.9ppm → 측정기기의 최대 한계치에 도달

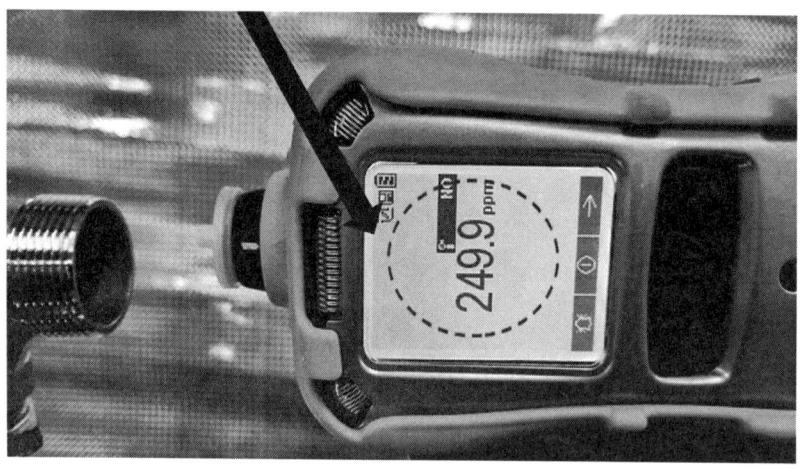

산화질소 활성수의 효능

- 심혈관 건강

혈관을 확장시켜 혈액 순환을 개선합니다.
심장 건강에 도움을 줍니다.

- 인지 기능

뇌 혈류를 증가시켜 인지 기능과 기억력 향상에 기여합니다.

- 근육 성능

근육으로의 혈류를 개선하여 운동 성능과 회복력을 향상시킵니다.

- 면역 체계

면역 세포의 활성화를 촉진하여 전반적인 면역력을 높입니다.

NOQ288/ NO Circle의 주요 이점

1. 에너지 증진
2. 면역력 강화
3. 인지 기능 향상
4. 심혈관 건강

NO(엔오/ 산화질소) 서양 임상 연구 결과

1. 면역력 개선 87%
2. 에너지 증가 92%
3. 수면 질 향상 78%
4. 항산화 효과

NOQ288/ NO CIRCLE과 함께하는 건강한 삶

- 지속적인 건강 관리

NOQ288로 매일 쉽고 효과적인 건강 관리를 시작하세요.

- 과학적 혁신

최신 과학 기술이 집약된 제품으로 건강의 새 장을 열어 갑니다.

- 자연과의 조화

자연을 활용한 NOQ288로 몸과 마음의 균형을 찾으세요.

NOQ288/ NO CIRCLE과 건강하고 활기찬 삶을 경험하세요. 당신의 건강한 미래가 시작됩니다.

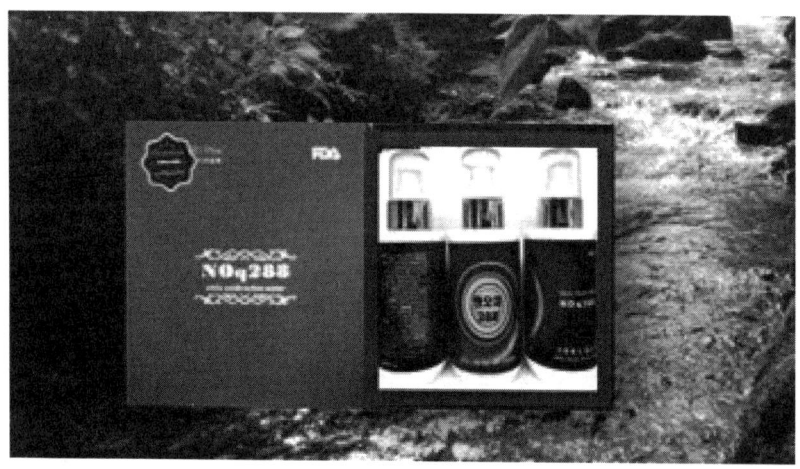

양자 에너지의 놀라운 효과: 콴툼복대

- 여성 건강의 비밀: 따뜻한 배의 중요성

여성의 건강과 웰빙에 있어 따뜻한 배가 얼마나 중요한지 알고 계셨나요? 자궁건강, 면역력, 영양 흡수 등등에 심각한 영향을 미칠 수 있습니다. 따뜻한 배가 여성 건강에 미치는 놀라운 영향과 이를 위한 혁신적인 솔루션을 소개해 드리겠습니다.

- 건강의 근원

따뜻한 배는 여성 건강의 기초이며 전반적인 웰빙에 중요한 역할을 합니다.

- 에너지 중심

배는 우리 몸의 에너지 중심지로, 따뜻함을 유지하는 것이 매우 중요합니다.

- 파동 에너지

양자 에너지 파동이 아랫배를 따뜻하게 감싸 줍니다. 차가움을 방지하고 건강을 지켜 줍니다.

- 소장 활성화

좋은 파동으로 소장의 활동을 촉진합니다. 영양 흡수력이 향상되어 전반적인 건강이 개선됩니다.

- 단전 강화

단전을 강화하여 전신의 에너지 순환을 개선합니다. 활력 넘치는 일상을 경험하세요.

- 퀀툼 에너지의 혁명

퀀툼 에너지
체열균형
건강증진

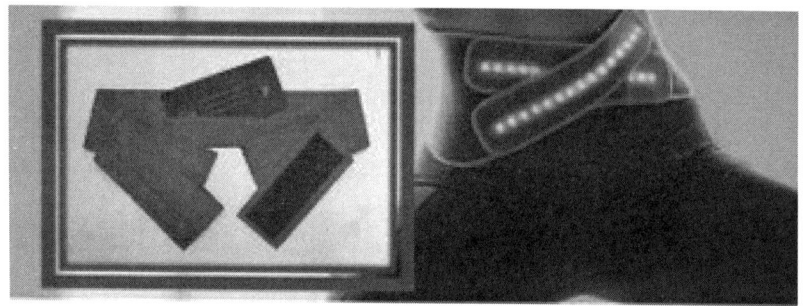

콴툼 에너지로 자궁 건강 혁신: 케겔큐

여성 여러분,
자궁 건강의 새로운 시대가 열렸습니다.
콴툼 에너지를 활용한 혁신적인 제품, 케겔큐를 소개합니다.
이 제품은 편안하고 효과적으로 여성의 가장 중요한 부위를 케어합니다.
오늘 우리는 케겔큐가 어떻게 당신의 삶을 변화시킬 수 있는지 알아보겠습니다.
건강하고 활기찬 삶을 위한 첫걸음, 함께 시작해 볼까요?

콴툼 에너지의 힘

- 혁신적인 기술

콴툼 에너지는 최첨단 과학을 바탕으로 한 혁신적인 기술입니다. 이 에너지는 분자 수준에서 작용하여 놀라운 효과를 발휘합니다.

- 자연스러운 치유력

콴툼 에너지는 인체의 자연스러운 치유력을 활성화시켜, 몸 전체의 균형을 잡아 줍니다.

- 깊은 침투력

일반적인 치료법과 달리, 콴툼 에너지는 깊은 조직까지 침투하여 근본적인 문제를 해결합니다.

질 건강 개선 / 케겔큐

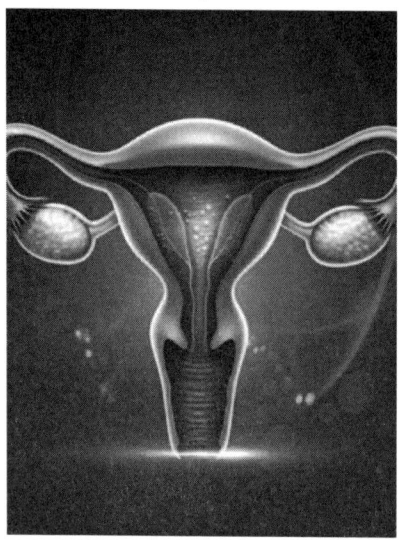

- 촉촉한 질 환경

케겔큐의 콴툼 에너지는 질 내부의 수분 균형을 최적화합니다. 이는 불편한 건조함을 해소하고, 편안하고 건강한 질 환경을 조성합니다. 적절한 습도는 질 건강의 핵심이며, 다양한 불편함을 예방할 수 있습니다.

- 탄력 증진

콴툼 에너지는 질 벽의 콜라겐 생성을 촉진합니다. 이는 질의 탄력을 높여 더욱 건강하고 젊은 상태를 유지하는 데 도움을 줍니다. 탄력 있는 질은 여성의 자신감과 삶의 질 향상에 큰 역할을 합니다.

- 따뜻한 자궁

케겔큐의 콴툼 에너지는 자궁을 따뜻하게 유지합니다. 이는 혈액 순환을 개선, 자궁 기능 최적화에 도움을 줍니다.

- 면역력 강화

관툼 에너지는 자궁의 면역 체계를 강화하여 감염과 질병으로부터 보호합니다.

- 호르몬 균형

자궁 건강은 호르몬 균형과 밀접한 관련이 있습니다. 케겔큐는 이 균형을 유지하는 데 도움을 줍니다.

케겔큐 궁케어의 효과

1. 생리통 완화
2. 호르몬 균형
3. 염증 감소
4. 면역력 증진
5. 혈액순환 개선
6. 스트레스 감소
7. 질 건강 증진
8. 전반적 컨디션 향상

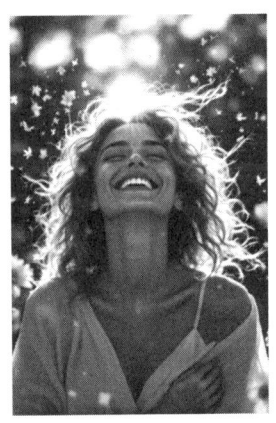

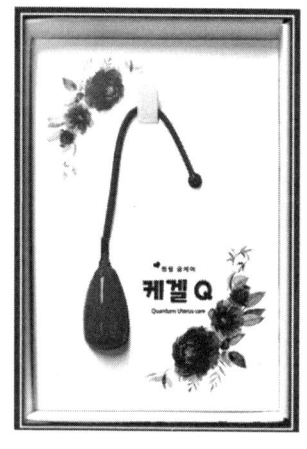 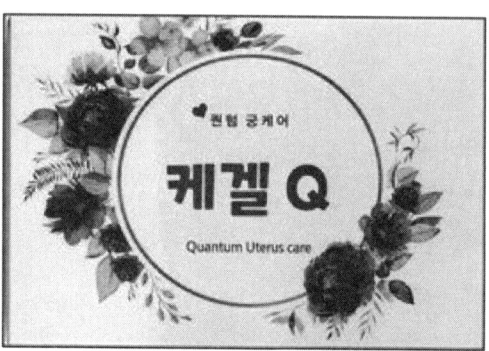

사용자 후기

- 생리통 감소

"매달 겪던 심한 생리통이 크게 줄었어요. 삶의 질이 높아졌습니다."

- 컨디션 개선

"전반적인 컨디션이 좋아졌어요. 활력이 넘치고 피로감이 줄었습니다."

- 편리한 사용

"사용법이 간단해서 좋아요. 수면 중 작용해 일상에 방해가 없습니다."